OS NOW Instruction

日本骨科新标准手术图谱

4

生译
伟
北京怀水潭医院

本册主译
徐宏兵
北京医院

脊柱·骨盆外伤手术
手术技巧和难点解析

丛书主编
（日）岩本幸英
（日）安田和则
（日）马场久敏
（日）金谷文则

本册主编
（日）马场久敏

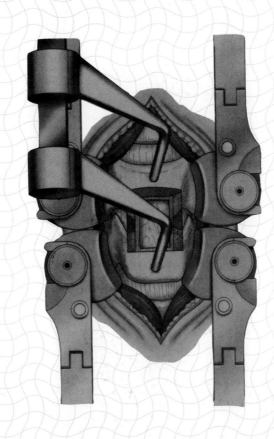

河南科学技术出版社
·郑州·

本书虽然对药物使用说明、副作用、给药时间表等做了记载，但还是有变更的可能性。关于本书所提及的药品，请仔细参照附在产品上的生产厂家的说明书后再使用。

OS NOW Instruction 4
SEKITSUI·KOTSUBAN NO GAISHOU
SHUGI NO KOTSU & TROUBLE SHOOTING
HISATOSHI BABA 2007
Originally published in Japan in 2007 and all rights reserved by MEDICAL VIEW CO.,LTD.
Chinese translation rights arranged through TOHAN CORPORATION,TOKYO.

日本MEDICAL VIEW授权河南科学技术出版社
在中国大陆独家发行本书中文简体字版本。
版权所有，翻印必究。
著作权合同登记号：图字16—2011—219

图书在版编目(CIP)数据

脊柱·骨盆外伤手术 ／（日）马场久敏主编；徐宏兵主译. —郑州：
河南科学技术出版社，2014.4
（日本骨科新标准手术图谱）
ISBN 978-7-5349-6825-9

Ⅰ.①脊… Ⅱ.①马… ②徐… Ⅲ.①脊柱损伤–外科手术–图谱 ②
骨盆–外科手术–图谱 Ⅳ.①R681-64

中国版本图书馆CIP数据核字（2013）第302610号

出版发行：河南科学技术出版社
地址：郑州市经五路66号　 邮编：450002
电话：（0371）65788634　65788870
网址：www.hnstp.cn
策划编辑：李喜婷　仝广娜
责任编辑：李　林
责任校对：胡　静
封面设计：宋贺峰
责任印制：朱　飞
印　　刷：河南新达彩印有限公司
经　　销：全国新华书店
幅面尺寸：210 mm×297 mm　印张：14.25　字数：410千字
版　　次：2014年4月第1版　2014年4月第1次印刷
定　　价：150.00元

如发现印、装质量问题，影响阅读，请与出版社联系并调换。

参译人员名单

◆**主译**

徐宏兵　　　　　　　　　　　　　　　　　北京医院

◆**副主译**

纪泉　　　　　　　　　　　　　　　　　　北京医院

◆**参译人员（按姓氏笔画排序）**

纪泉　　　　　　　　　　　　　　　　　　北京医院

胡宝山　　　　　　　　　　　　　　　　　厦门大学第一附属医院

徐宏兵　　　　　　　　　　　　　　　　　北京医院

执笔者一览

◆主编

马场久敏　　　　　　　　　　　　　福井大学医学部器官移植医学讲座骨科学教授

◆编者

米　和德　　　　　　　　　　鹿儿岛大学医学部保健学科理学疗法学教授
井尻幸成　　　　　鹿儿岛大学研究生院医齿学综合研究科运动功能修复学讲座骨科学副教授
小宫节郎　　　　　鹿儿岛大学研究生院医齿学综合研究科运动功能修复学讲座骨科学教授
渡边航太　　　　　　　　　　　　　庆应义塾大学医学部骨科学
千叶一裕　　　　　　　　　　　　庆应义塾大学医学部骨科学副教授
植田尊善　　　　　　　　　　　　　　综合脊椎损伤中心部长
谷口慎一郎　　　　　　　　　　高知大学医学部附属医院骨科讲师
谷　俊一　　　　　　　　　　　　高知大学医学部骨科学教授
镫　邦芳　　　　　　　　　　　北海道大学保健管理中心骨科教授
星地亚都司　　　　　　　　　东京大学医学部附属医院骨科讲师
前田　健　　　　　九州大学研究生院医学研究院临床医学部骨科学讲师
芝启一郎　　　　　　劳动健康福利机构综合脊椎损伤中心副院长
出沢　明　　　　　　　　　帝京大学医学部附属医院骨科教授
平泉　裕　　　　　　　　　　昭和大学医学部骨科学副教授
细江英夫　　　　　岐阜大学研究生院医学系研究科骨科学临床副教授
内田研造　　　　　福井大学医学部器官移植医学讲座骨科学讲师
弥山峰史　　　　　　福井大学医学部器官移植医学讲座骨科学
马场久敏　　　　　福井大学医学部器官移植医学讲座骨科学教授
松崎浩巳　　　　　　　　　　日本大学综合科学研究所教授
德桥泰明　　　　　　　　　　日本大学医学部骨科学副教授
星野雅洋　　　　　　　　　苑田会东京脊椎脊髓病中心主任
川原范夫　　　　　金沢大学研究生院医学研究科骨科学副教授
富田胜郎　　　　　　金沢大学研究生院医学研究科骨科学教授
村上英树　　　　　金沢大学研究生院医学研究科骨科学讲师
高桥和久　　　　　千叶大学研究生院医学研究院骨科学教授
中岛秀明　　　　　　福井大学医学部器官移植医学讲座骨科学
小林　茂　　　　　福井大学医学部附属医院康复科副教授
佐藤荣修　　　　　　　　　　我你会惠庭医院副院长
田中雅人　　　　　　　　　　冈山大学医院骨科讲师
高田英一　　　　　　　　　　　冈山红十字医院骨科
中原进之介　　　　　国立医院机构冈山医疗中心骨科诊疗部长
小久保安朗　　　　福井大学医学部器官移植医学讲座骨科学讲师
泽口　毅　　　　　富山市立富山市民医院关节重建外科部长
佐藤　徹　　　　　国立医疗机构冈山医疗中心骨科医长
盐田直史　　　　　　国立医疗机构冈山医疗中心骨科

中文版序言

日本的古代医学主要从中国学习。到了近代，西方国家的产业革命带动了科学的巨大进步。明治维新后，日本迅速调整医学学习方向，转为向西方国家学习，取得了很大成功。在骨科领域，日本一直紧跟西方现代医学的脚步，同时发挥日本民族细致严谨的作风，在现代骨科领域独树一帜，取得了辉煌成就。

本套丛书由日本骨科学会理事长、九州大学研究生院医学研究院临床医学部骨科学教授岩本幸英等担任主编，图文并茂，全面描述骨科各领域手术的最新技术，适合我国广大骨科医生阅读参考，特别是对于缺少高水平骨科正规培训的医生，本套丛书有助于补充相关知识。

本套丛书具有两大特点：

专业划分细致：目前引进的有14个品种，涉及脊柱、手术导航、关节镜、关节置换、关节重建、骨折、运动损伤等多个专业。本套丛书在日本还在不断推出新的品种。

简明易学：介绍某项具体手术时，手术步骤明确，并在醒目位置写明"手术技巧及注意事项""难点解析""术后并发症及处理"等，便于读者快速掌握手术技巧。

为保证翻译质量，我们遴选了国内优秀的日语专业骨科医生承担翻译，这些译者来自北京积水潭医院、中日友好医院、北京医院、中日联谊医院、中国医科大学附属盛京医院、苏州大学附属第二医院、大连医科大学附属第一医院等医院。对翻译过程中发现的问题，他们辗转与日本原作者联系，力求最准确地传达专业知识。

在此，首先要感谢岩本教授及日本MEDICAL VIEW出版社的帮助，也要感谢参与翻译的各位骨科教授、医生及其他工作人员，以及河南科学技术出版社的努力。相信本套丛书能够成为广大骨科医生的好朋友。

书中翻译可能存在不妥之处，恳请读者予以指正。

北京积水潭医院

2013 年 4 月

序 言

日本骨科新标准手术图谱 *OS NOW Instruction* 第四册《脊柱·骨盆外伤手术》一书终于问世了。

脊柱外伤是骨科日常诊疗中非常常见的疾病，而且很多情况下需要急诊手术，没有时间进行充分的术前计划和准备。如果同时伴有四肢、胸部、腹部，甚至头颅外伤，往往需要同时急诊处理，必须迅速进行各种影像学检查，准备必需的手术器械，并与手术治疗小组的相关科室医生详细讨论，确定术前计划。脊柱外伤患者入院后一边要考虑伤情和截瘫的程度，制订合适的手术方法，一边要联合治疗小组进行术前准备，在约短短1周时间内应完成手术治疗。

骨盆外伤一般出血较多，如伴有腹部内脏的损伤，还可能需要进行动脉气囊阻断手术，有时还需要其他外科医生协同处理多发伤。在急救现场一定要先进行外固定，待全身情况稳定后再考虑二期重建手术。伴有股骨头脱位的骨盆骨折对股骨头的血运影响非常大，多需要急诊手术。

因此，与日常的诊疗工作不同，一旦遇到脊柱和骨盆外伤重症患者，临床工作将会非常艰辛。本书凝聚了骨科医生大量的经验，所以本书的出版对于开展临床工作具有非常重要的意义。

本书以脊柱和骨盆外伤的诊疗为中心，分列各章节，由多位日本国内著名的、具有丰富临床经验的骨科医生撰写而成。难点解析、手术技巧及注意事项等都是以笔者的经验为基础，根据外伤的具体情况写成的，文笔非常流畅。本书不仅有标准手术方法的讲解，还涵盖最新手术方法的内容，论述非常全面。

读者在通读全书并精读各章内容时，结合自己的临床经验可写上读后感和体会，这样就相当于重新撰写了一本自己的脊柱、骨盆外伤实践书。在学习了标准的手术技术后不要满足于现状，要把自己的外科艺术一步一步、脚踏实地地建立起来；通过学习本书，不断提高技能，从而把自己打造成最具外科艺术性的骨科医生。灵活应用本书发挥外科技巧是我们编写的最终目的。

马场久敏

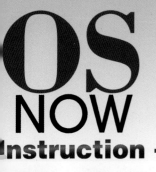
脊柱 · 骨盆外伤手术
手术技巧和难点解析

目 录

颈椎外伤

寰枢椎损伤后寰枢椎颈枕融合固定术

北京医院　**徐宏兵**　译

鹿儿岛大学医学部保健学科理学疗法学教授　**米　和德**
鹿儿岛大学研究生院医齿学综合研究科运动功能修复学讲座骨科学副教授　**井尻幸成**
鹿儿岛大学研究生院医齿学综合研究科运动功能修复学讲座骨科学教授　**小宫节郎**

手术适应证

- 难以复位的寰枢椎脱位。
- 枢椎椎弓骨折（hangman fracture，悬吊性骨折）。
- Jefferson骨折假关节形成。
- 颅底陷入症（寰枢椎中心性脱位）。
- 枕底寰椎关节症。

需要注意的并发症

- 椎动脉损伤。
- 枕大神经损伤。
- 脊髓损伤。
- 脑脊液漏。
- 假性脑脊膜瘤。
- 硬膜外血肿。

手术方法

1 体位

使用可透过X线的（碳纤维材料）马蹄形头颅牵引架（Hallo-vest架），结合Mayfield头架三点固定头部。患者取俯卧位，牢固地固定于手术台上。把透视设备置于术者对侧，体位摆放完毕后再次检查手术视野的显露、复位情况及操作的空间（**图1**）。

2 显露浅层

从正中线（枕外隆突和枢椎棘突连线）切开，显露头后小直肌、头后大直肌、头下斜肌和头半棘肌（**图2**）。切开时注意避开两侧纵向走行的头半棘肌。

图1　手术体位

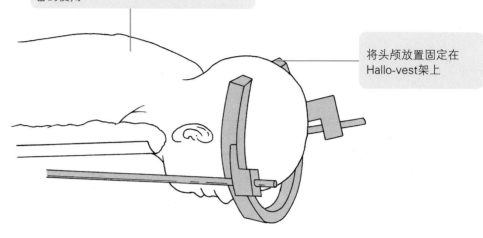

高位颈椎损伤的手术体位非常重要。为避免脊髓损伤需要在透视下确认最佳体位，而且这个体位不可妨碍手术操作和透视设备的使用

将头颅放置固定在Hallo-vest架上

图2　显露浅层

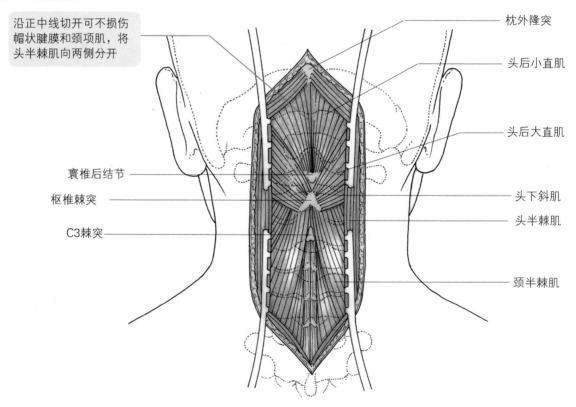

沿正中线切开可不损伤帽状腱膜和颈项肌，将头半棘肌向两侧分开

枕外隆突

头后小直肌

头后大直肌

寰椎后结节

枢椎棘突

C3棘突

头下斜肌

头半棘肌

颈半棘肌

3 显露深层 　难点

先显露枢椎棘突和椎弓下端，然后将同侧的头半棘肌系上缝线以做标记，关闭切口时可缝合至头部的深筋膜上再重建。再从外侧的枕突开始沿着枕骨大孔用电刀和Cobb骨膜剥离子剥离骨膜。到达枕骨大孔后部的正中后，再向寰椎后弓游离。用手指触摸确认寰椎后结节，用电刀剥离头后小直肌，用Kerrison钳等在骨膜下显露寰椎后弓的侧方。之后在不损伤寰椎和枢椎间静脉丛的情况下显露寰枢椎的后部。时刻注意不要损伤椎动脉，注意枕骨大孔后缘和寰枢椎弓头侧之间向两侧剥离时避免副神经损伤（**图3**）。

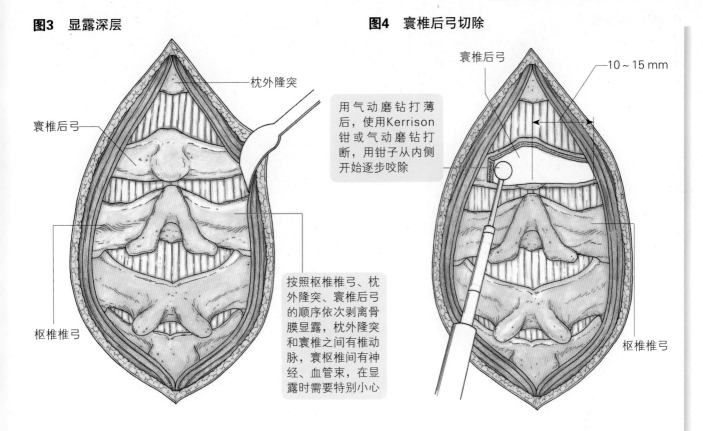

图3 显露深层

枕外隆突

寰椎后弓

枢椎椎弓

图4 寰椎后弓切除

寰椎后弓

10～15 mm

用气动磨钻打薄后，使用Kerrison钳或气动磨钻打断，用钳子从内侧开始逐步咬除

按照枢椎椎弓、枕外隆突、寰椎后弓的顺序依次剥离骨膜显露，枕外隆突和寰椎之间有椎动脉，寰枢椎间有神经、血管束，在显露时需要特别小心

枢椎椎弓

手术技巧及注意事项

按照枢椎椎弓、枕外隆突、寰椎后弓、寰椎-枢椎间、枕外隆突-寰椎间的顺序沿正中线向两侧逐渐分离，此法较容易且可减少血管损伤。

难点解析

神经、血管束出血！

寰椎-枢椎间显露时，以C2神经根为中心的神经、血管束容易出血，需要特别注意。一旦损伤用电凝很难止血，需要用止血材料辅助压迫止血。

---

4 寰椎后弓切除

若寰枢椎脱位仍存在压迫寰椎处的脊髓，可从正中线旁分离10～15 mm，避免损伤枕大神经，用气动磨钻（或金刚钻）打薄寰椎后弓（**图4**）。

5 设置器械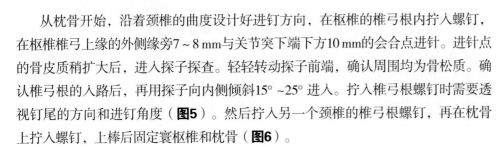

从枕骨开始，沿着颈椎的曲度设计好进钉方向，在枢椎的椎弓根内拧入螺钉，在枢椎椎弓上缘的外侧缘旁7～8 mm与关节突下端下方10 mm的会合点进针。进针点的骨皮质稍扩大后，进入探子探查。轻轻转动探子前端，确认周围均为骨松质。确认椎弓根的入路后，再用探子向内侧倾斜15°～25°进入。拧入椎弓根螺钉时需要透视钉尾的方向和进针角度（**图5**）。然后拧入另一个颈椎的椎弓根螺钉，再在枕骨上拧入螺钉，上棒后固定寰枢椎和枕骨（**图6**）。

图5 拧入螺钉

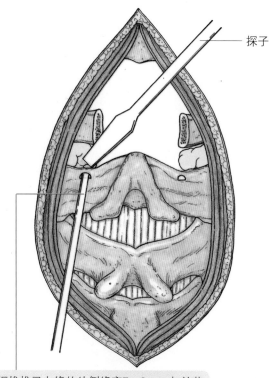

探子

枢椎椎弓上缘的外侧缘旁7~8mm与关节突下端下方10mm的会合点为进针部位

图6 设置器械

枕外隆突钢板

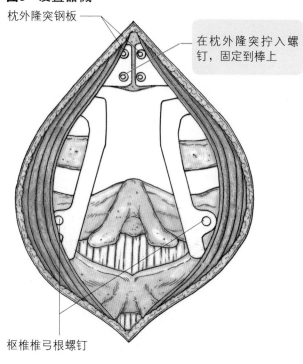

在枕外隆突拧入螺钉，固定到棒上

枢椎椎弓根螺钉

手术技巧及注意事项

　　椎动脉走行的解剖因人而异，需要术前做CTA（CT血管成像）和MRA（磁共振血管成像）确认位置，确保避免术中损伤。有走行解剖变异或闭塞时，可经椎弓下或棘突使用钢丝固定，也可以考虑经C3以下的椎弓根固定。拧入枢椎的椎弓根螺钉时，用器械探查到椎弓根的内侧面，避免偏向内侧拧入。

难点解析

椎动脉损伤！

　　插入探子时可能损伤椎动脉，可使用骨蜡止血。术后需要严密观察有无小脑梗死等中枢神经症状。

6 植骨

从髂骨取骨植在棒的周围（**图7**）。

7 关闭切口

用生理盐水充分冲洗切口，放置引流管后逐层关闭切口。

图7 植骨

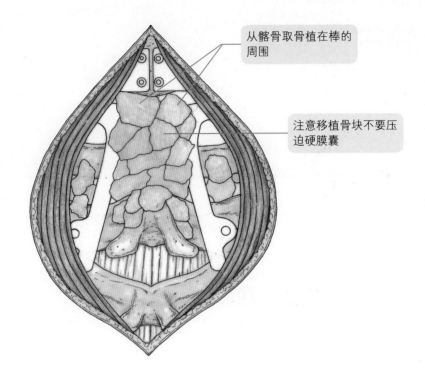

从髂骨取骨植在棒的周围

注意移植骨块不要压迫硬膜囊

术后治疗

　　一般情况下，内固定比较牢固，外固定只使用软颈托固定即可。根据术中骨质疏松的情况，若固定不甚牢固，可使用其他较牢固的外固定支具，这样早期即可起床进行功能锻炼。

● 文献

［1］ Abunmi K, Takada T, Shono Y, et al. Posterior occipitocervical reconstruction using cervical pedicle screws and plate-rod system. Spine, 1999, 24: 1425-1434.

［2］ Sasso RC. C1 lateral screws and C2 pedicle/ pars screws. Instr Course Lect, 2007, 56: 311-317.

颈椎外伤
上颈椎固定术

北京医院　　**徐宏兵**　译

庆应义塾大学医学部骨科学　　**渡边航太**
庆应义塾大学医学部骨科学副教授　　**千叶一裕**

枢椎齿突骨折的前方螺钉固定

手术适应证（图1）

手术适应证主要包括新鲜骨折及能够复位的Anderson分类Ⅱ型（**图2**）骨折，移位较大且靠近齿突基底部不稳定的Anderson分类Ⅲ型骨折，稳定的Anderson分类Ⅲ型骨折但需要避免长期卧床或长期外固定的高龄患者或希望早日康复恢复工作的年轻患者，伤后3~4个月X线片上移位较小、骨折端无硬化及吸收的陈旧性骨折也可考虑手术。但是不能复位的骨折、病理性骨折、重度骨质疏松症及完全假关节形成的病例是手术禁忌证。

术前再评估

◆ 骨折类型和骨折能否复位的再评估

利用3D-CT详细检查评估骨折类型。有移位的情况下，在X线透视下观察可否复位。不能复位时需要术前Hallo-vest架牵引从而最大限度地复位。

◆ 手术禁忌证的再评估

颈椎过短、胸椎高度后凸、胸廓变形或肥胖都可能造成拧入螺钉困难，有这些情况的病例应列为手术禁忌证。

◆ 麻醉和体位的再评估
◉麻醉

全身麻醉下手术。气管插管最好使用X线透过性好的材料。

◉体位（图3）

患者取仰卧位，肩胛部和颈部垫毛巾，为能顺利拧入螺钉需要尽量仰伸颈椎。口腔内填塞绷带或纱布，使牙齿等不影响开口位透视。头部用2 kg的重量轴向牵引，术中透视时一般需要齿突的两个方向的影像。有移位时需要慢慢屈伸颈椎确认骨折复位的程度。

图1 齿突骨折的治疗方案

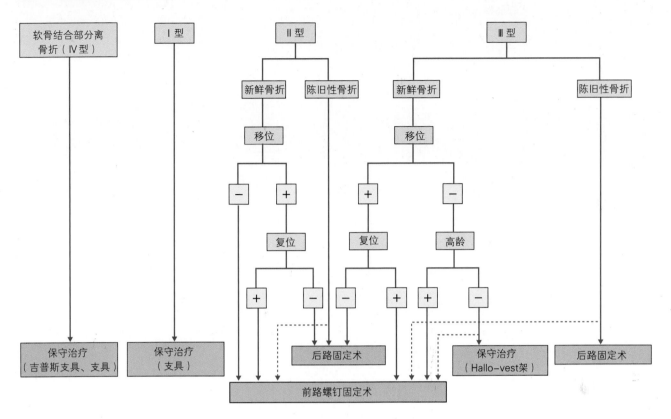

图2 Anderson分类

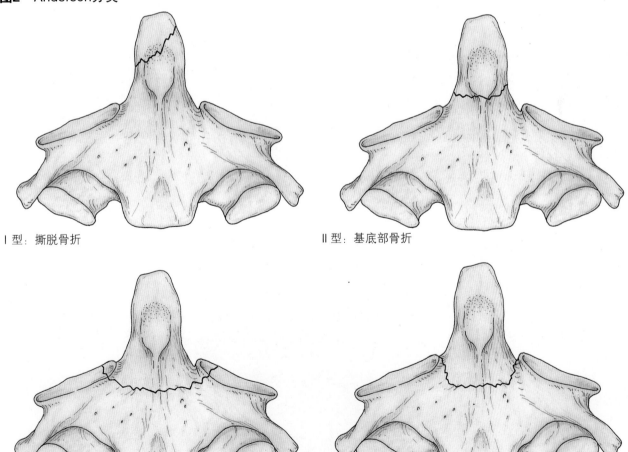

Ⅰ型：撕脱骨折

Ⅱ型：基底部骨折

Ⅲ型：累及椎体骨松质的骨折

Ⅳ型：软骨结合部分离骨折（epiphysiolysis dentis）

图3 手术体位

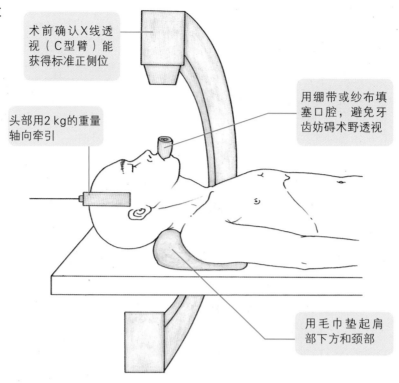

术前确认X线透视（C型臂）能获得标准正侧位

用绷带或纱布填塞口腔，避免牙齿妨碍术野透视

头部用2 kg的重量轴向牵引

用毛巾垫起肩部下方和颈部

◆ **手术器械的再评估**

内固定需要的自攻型中空的拉力螺钉、各种型号的细导针等器械需要准备完备。

手术步骤

1 切口

2 进钉处的显露

3 拧入螺钉

4 关闭切口

典型病例图像

【病例1】 **适合手术（术前）**

外伤造成的齿突骨折，Anderson分类Ⅱ型。

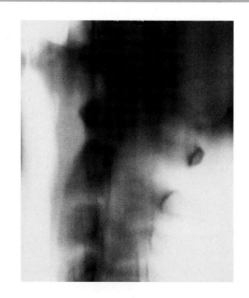

手术方法

1 切口

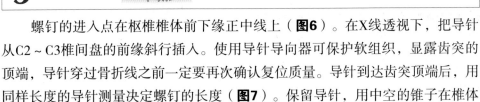

甲状软骨的高度对应着C5～C6，在此高度沿着胸锁乳突肌切开皮肤约5 cm（**图4**），根据术者的习惯选择左侧入路或右侧入路，一般右利手的术者从右侧入路进入拧螺钉较方便。

2 进钉处的显露

切开皮肤后直接显露下方的颈阔肌，沿着切口方向分离。然后沿着胸锁乳突肌向上下两端切开颈浅筋膜，再钝性剥离，把胸锁乳突肌和颈动脉鞘向外推开，把胸骨舌骨肌和肩胛舌骨肌，以及气管、食管、甲状腺向内侧推开后显露椎体前部（**图5**）。尽管有时甲状腺下动、静脉会妨碍显露，仍应尽可能保留。X线透视定位，前纵韧带和颈长肌的前部钝性向近端分离直到枢椎椎体前部。

3 拧入螺钉 难点

螺钉的进入点在枢椎椎体前下缘正中线上（**图6**）。在X线透视下，把导针从C2～C3椎间盘的前缘斜行插入。使用导针导向器可保护软组织，显露齿突的顶端，导针穿过骨折线之前一定要再次确认复位质量。导针到达齿突顶端后，用同样长度的导针测量决定螺钉的长度（**图7**）。保留导针，用中空的锥子在椎体下端钻开骨皮质，然后拧入空心拉力螺钉（**图8**）。然后将导针向头侧稍稍倾斜后慢慢拔出，注意避免骨折片移位。

图4 切口

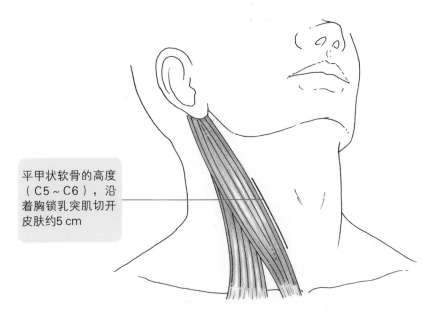

平甲状软骨的高度（C5～C6），沿着胸锁乳突肌切开皮肤约5 cm

图5 椎体前方入路

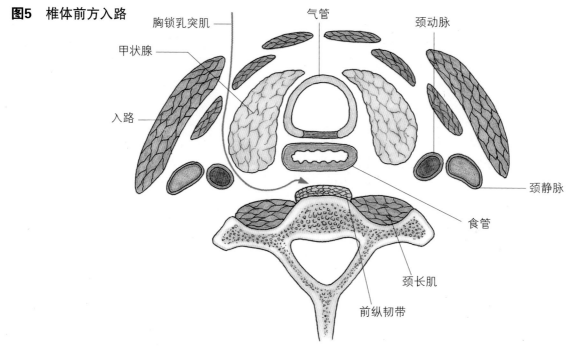

胸锁乳突肌　气管　颈动脉
甲状腺
入路
颈静脉
食管
颈长肌
前纵韧带

图6 螺钉进入点

a

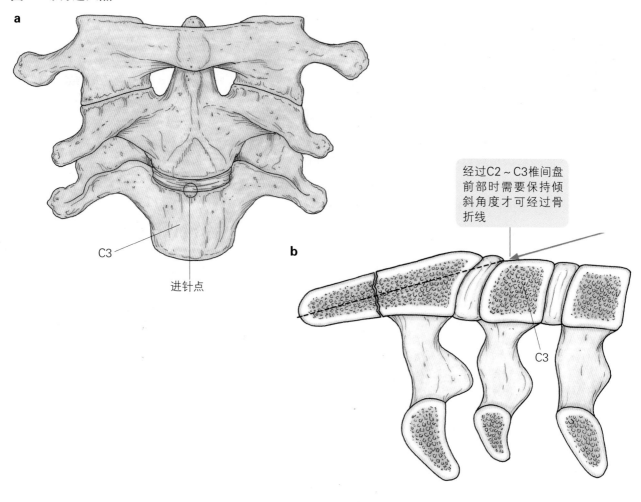

C3

进针点

经过C2～C3椎间盘前部时需要保持倾斜角度才可经过骨折线

b

C3

4 关闭切口

在切口深处放置引流管后逐层关闭切口。

图7 螺钉长度

用同样长度的导针测量椎体外部分长度，其余部分为合适的螺钉长度

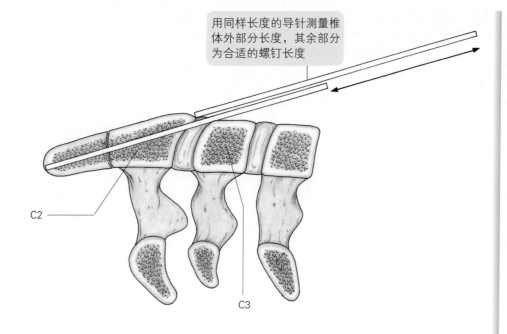

C2

C3

图8 拧入螺钉

加压螺钉对骨折间隙持续加压稳定骨折片

沿着导针向头端拧入螺钉时注意方向

用中空的锥子将进针点的骨皮质钻开

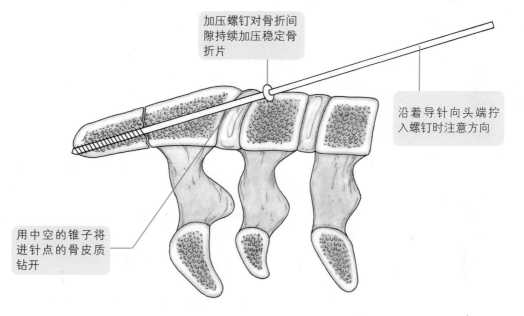

典型病例图像

【病例1】 适合手术（术后）

加压螺钉获得稳定固定。

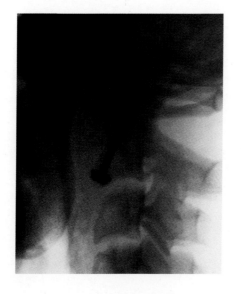

术后并发症及处理

◆ 假关节形成

假关节形成的原因较多，如螺钉位置差、骨质疏松症、术后制动不当等。因为在骨质疏松固定不牢的情况下需要术后使用外固定支具并充分术后制动，所以充分显露术野并保证螺钉进入点和方向良好非常重要。

◆ 神经合并伤

导针误入椎管可能损伤神经，术中一定要在X线透视下观察导针的位置、方向和长度。

◆ 周围软组织的损伤

导针和螺钉进入时可能卷入周围的软组织，助手需要帮助术者充分显露术野，有时可使用妇科的扩张器确保术野开阔。

术后治疗

拔除引流管后可用SOMI颈椎支具保护颈部，开始自己起立活动。使用SOMI颈椎支具约4周，再使用其他支具直至术后约2个月骨折愈合。

经口腔入路

手术适应证

C1 ~ C2可使用Magerl & Brooks法结合椎弓根螺钉固定，这样比较稳定。后方固定术的适应证比前方固定术广，但枢椎齿突骨折的假关节形成或畸形愈合、不能复位的寰枢椎脱位等后方减压固定是禁忌证。脱位后因高度原因只能行后方减压才可改善脊髓压迫症状的患者、枕骨颈椎移行部的脊髓肿瘤切除后重建等都是本手术的适应证。

术前再评估

◆ 术野的再评估

为确保术野宽阔，需要切开3 ~ 4横指长度的切口，若切口不能满足此长度需要考虑其他术式。

◆ 口腔内感染灶的再评估

为减少术后感染的概率，龋齿、扁桃体炎、鼻窦炎等口腔内感染需要在术前治愈。

◆ 麻醉、体位的再评估
◉麻醉

使用全身麻醉，一般使用经鼻插管，经口插管时通气管会妨碍术野，最好把通气管固定在嘴角处。

◉体位

　　过度颅骨牵引使颈椎固定于轻度仰伸位。

手术概要

1 准备术野

2 显露术野

3 准备植骨床 难点

4 植骨

5 关闭切口

6 Hallo-vest架牵引固定

手术方法

1 准备术野（图9）

　　使用碘伏彻底消毒口腔、鼻腔，用纱布填塞封闭鼻腔和咽喉部，可预防术

图9　术野准备

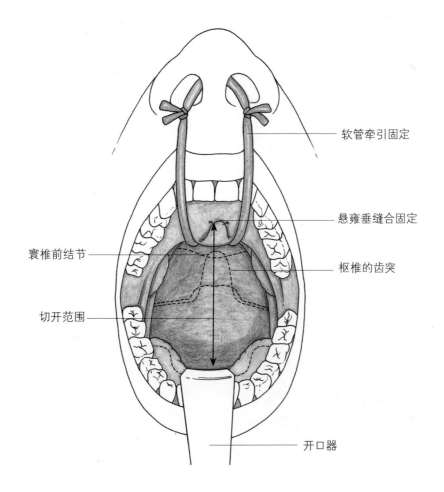

软管牵引固定

悬雍垂缝合固定

枢椎的齿突

寰椎前结节

切开范围

开口器

中鼻腔分泌物和出血、冲洗液等流入术野。使用开口器保持最大的开口位，将舌用拉钩牵向一侧，从鼻腔向口腔用器械将会厌向头侧牵引，注意压力过大可导致鼻中隔软骨坏死塌陷，将悬雍垂用丝线牵引向头侧反转固定于侧壁上。

2 显露术野

手术时使用显微镜。在咽后壁的软组织内注射稀释的肾上腺素生理盐水可预防出血。沿着咽后壁触摸寰椎前结节的隆起、C1上部到C3最上部的正中线，直接切开寰枢椎骨膜。用双极电凝止血较确切，但过度使用可导致软组织坏死并引起伤口愈合问题。以切口为中心将咽后壁软组织（颈长肌和头长肌等）作为一体用Cobb骨膜剥离子剥离后推向侧方。注意勿损伤椎动脉，一直分离到寰椎的侧块外侧缘。在切口边缘缝线牵引固定于咽后壁。切除、清理寰枢椎前方的前纵韧带、关节囊和其他软组织，显露寰椎前弓、枢椎椎体及两侧的寰枢椎关节。

3 准备植骨床 难点

使用气动磨钻将寰枢椎前方和寰枢关节做成骨槽，若齿突不需要切除，可在两侧寰枢关节内侧、枢椎椎体前方上部、寰椎前弓下部做成植骨床（**图10**）。如需切除齿突，用气动磨钻切除寰椎前弓中心处1.5 cm宽度的骨块，显露齿突的前方，用气动磨钻将齿突和枢椎椎体的上半部分切除。从椎体正中以1.5 cm宽度打薄直至椎体后缘的骨皮质，再使用气动磨钻将外侧小关节的内侧1/3 ~ 1/2打薄，做成植骨床（**图11**）。

图10 准备植骨床和植骨

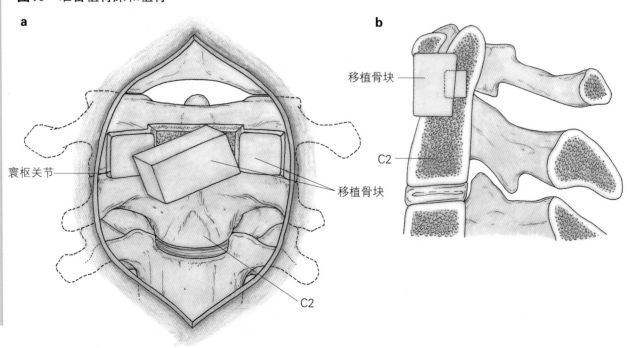

a

b

寰枢关节

移植骨块

C2

移植骨块

C2

图11 准备植骨床和植骨（不切除齿突）

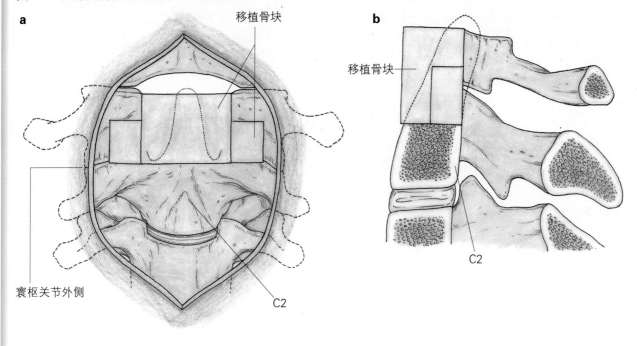

a

移植骨块

寰枢关节外侧

C2

b

移植骨块

C2

4 植骨

根据植骨床的大小在髂骨取骨植入骨块（**图10**、**图11**），在移植骨块周围填塞小的自体骨块。

5 关闭切口

用可吸收线缝合咽后壁的筋膜层，再用可吸收线紧密缝合黏膜层。

6 Hallo-vest架牵引固定

为维持术后头颈部位置，麻醉清醒之前需要安装Hallo-vest架固定患者头颈部。注意颈部的位置，安装完毕后用X线透视检查植入的骨块有无移位、寰枢椎的位置等。

术后并发症及处理

◆ 椎动脉损伤

分离寰枢关节外侧时需要注意由关节囊外侧走向背侧的椎动脉。寰椎侧块的外侧分离时注意避免舌咽神经、舌下神经的损伤（**图12**）。

◆ 移植骨块的移位和假关节的形成

植骨床准备得不好会造成移植骨块的移位，所以植骨床准备非常重要。Hallo-vest架固定后的术后镇静管理也非常重要。

图12 寰枢椎（前方视图）

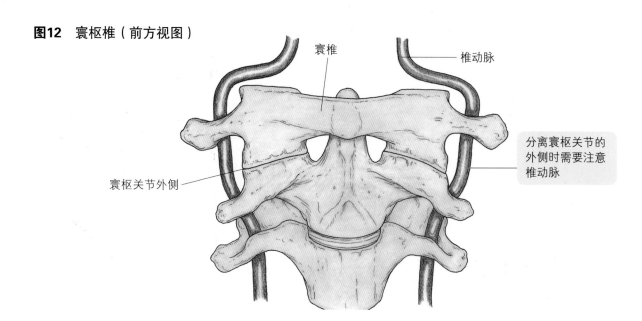

寰椎

椎动脉

寰枢关节外侧

分离寰枢关节的外侧时需要注意椎动脉

术后治疗

为预防切口感染，术后几日需要吸引口腔和鼻腔分泌物，术后3～5日尽量避免经口饮食。用喉镜探查切口的情况，术后3日左右开始经口饮水。切口稳定后才可戴着Hallo-vest架下床活动，需要佩戴至术后2～3个月。

Magerl & Brooks法

手术适应证

本手术方法中Magerl法（用螺钉固定寰枢关节）可限制寰枢椎的旋转运动和左右侧弯，Brooks法（椎弓根固定）可限制寰枢椎的屈曲和仰伸运动，从而获得寰枢椎的稳定。下列患者伴有延髓和脊髓压迫症状，有明显的颈后部疼痛引起日常生活活动（ADL）障碍是手术的绝对适应证：寰枢椎半脱位患者、齿突骨折假关节形成患者、因齿突造成寰枢椎不稳定的患者、类风湿关节炎寰椎前方半脱位及轻度的垂直脱位患者、寰枢椎椎弓发育不良伴寰枢椎不稳定的患者等。

术前再评估

◆ 能否复位的再评估

在X线透视下评估手法复位能否使寰枢关节复位。

◆ 是否需要减压

利用MRI评估脊髓受压程度。有压迫时需要切除寰椎的后弓进行减压，此种情况下使用Brooks法较好，但若复位后就可解除脊髓压迫则不需要减压。

◆ 骨损伤的程度及椎动脉走行的再评估

通过3D-CT造影显示冠状面和矢状面，判断能否拧入椎弓根螺钉。寰枢椎侧块损伤较大及椎动脉走行异常时，不能拧入椎弓根螺钉，需要改变手术方式。

◆ 使用器械的再检查

备齐自攻螺钉、全螺纹空心螺钉、导针、空心钻。还需要准备C型臂进行术中X线透视。

◆ 麻醉和体位的再评估

◎**麻醉**

全身麻醉、在X线透视辅助下进行手术。麻醉所用的气管插管应能透过X线。

◎**体位**

头部用Mayfield头架三点固定，确认X线透视下可观察到全部寰枢椎，再次检查固定器械的位置。在口中塞入纱布等避免牙齿影响X线透视。手术开始前X线透视下确认复位的情况，采取颈椎仰伸位较容易复位，但手术操作较困难，可轻度屈曲进行复位固定。

手术步骤

1 切口

2 显露术野

3 确认复位

4 确认导针的插入方向

5 拧入螺钉（Magerl法）

6 使用粗缝线捆扎寰枢椎椎板
（Brooks法、C1～C2椎板间固定）

7 关闭切口

典型病例图像

【病例2】 **适合手术（术前）**

类风湿关节炎寰枢椎半脱位患者。

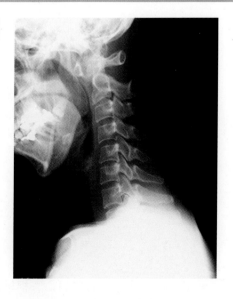

手术方法

1 切口

C1~C4棘突处做皮肤正中切口（**图13**）。

2 显露术野

骨膜下剥离附着在枢椎棘突上的头后大直肌、头下斜肌、多裂肌，显露枢椎棘突（**图14**）。从枢椎棘突沿椎板向外侧进行骨膜下剥离。仔细剥离枢椎椎板近端到椎弓根。切断附着于寰椎后弓的头后小直肌，显露寰椎后弓。使用Cobb骨膜剥离子由中间向外侧钝性剥离寰枕、寰枢间区域。注意不能伤及侧方的椎动脉、C2神经根和静脉丛。切除C2~C3间黄韧带，Cobb骨膜剥离子从枢椎椎板和寰椎椎板开始剥离寰枕后膜和寰枢后膜（**图15**）。

图13 切口

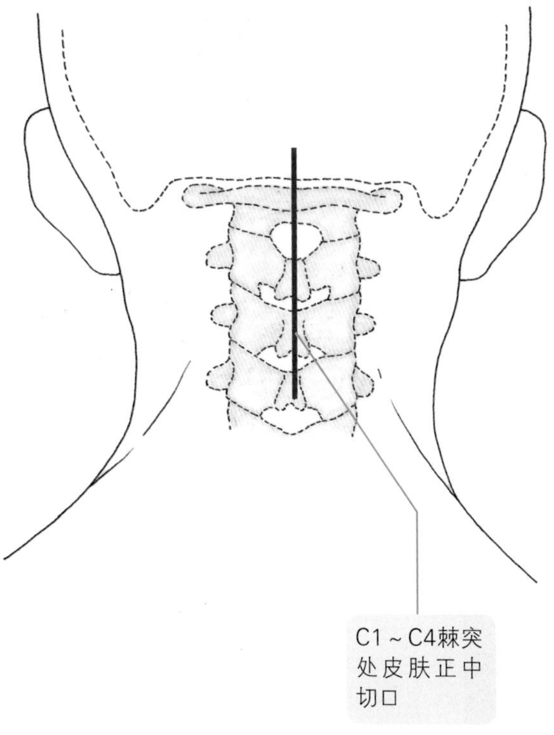

C1~C4棘突处皮肤正中切口

图14 显露浅层

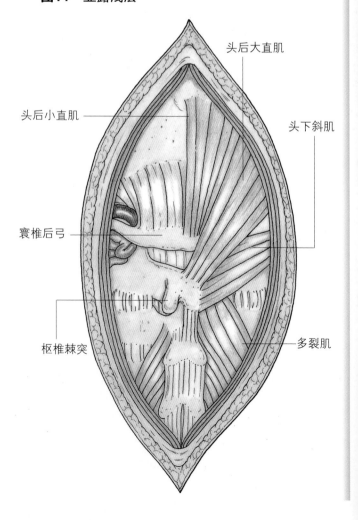

头后大直肌

头后小直肌

头下斜肌

寰椎后弓

枢椎棘突

多裂肌

图15　显露深层

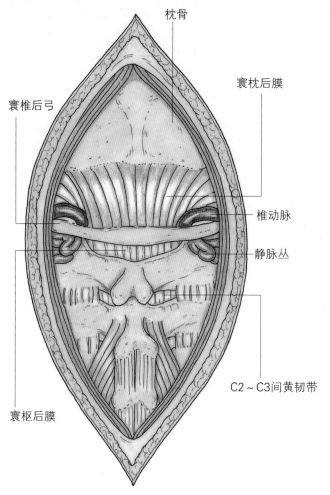

枕骨

寰枕后膜

寰椎后弓

椎动脉

静脉丛

C2~C3间黄韧带

寰枢后膜

图16　拧入螺钉（冠状面）

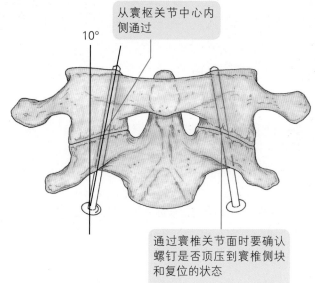

10°

从寰枢关节中心内侧通过

通过寰椎关节面时要确认螺钉是否顶压到寰椎侧块和复位的状态

图17　拧入螺钉（矢状面）

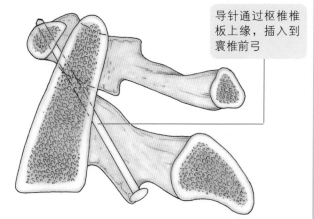

导针通过枢椎椎板上缘，插入到寰椎前弓

3 确认复位

　　X线透视下确认复位情况。没有复位时应向前方推压枢椎棘突使之复位。

4 确认导针的插入方向　难点

　　维持复位至导针完全进入。导针入点位于C2下关节突下端，正位X线确认寰枢关节、C2椎弓根位置。冠状面X线下决定插入方向，为避免损伤椎动脉，可向内侧偏离约10°（**图16**）。矢状面上导针指向寰椎侧块和前弓，因枢椎椎体前外侧有椎动脉，导针需要通过枢椎椎板上缘，插入到寰椎前弓（**图17**）。受椎旁肌压迫，导针易于向外侧和尾侧偏离，要注意向内侧和头侧偏离少许，不能维持插入方向时，可延长切口至C6~C7，然后插入导针。

5 拧入螺钉（Magerl法）

通过导针拧入空心螺钉后，再用等长导针测量螺钉长度，通过寰椎关节时，螺钉有向上顶压寰椎侧块可能，需用X线透视确认复位情况，同时确认螺钉未将导针压向近端（**图16**）。

6 使用粗缝线捆扎寰枢椎椎板（Brooks法、C1～C2椎板间固定）

经寰椎后弓、枢椎椎板腹侧穿过3 mm直径的粗缝线。要防止钛丝或钢丝损伤椎板。从寰椎后弓到枢椎椎板下穿过带有导线的折弯导针或者系有缝线的动脉探针，将粗缝线系到缝线上穿过椎板（**图18**）。原来的方法是使用自体单皮质或全层骨皮质。为防止移植骨块受压损伤导致复位丢失、假关节形成和颈椎序列紊乱，笔者科室使用装有移植骨块的钛笼。根据户山等的研究，带有寰枢椎20°角钛笼的高度约为8 mm，使用气动磨钻将寰椎后弓到枢椎头侧去皮质化，圆形的钛笼形态根据椎板形态做成椭圆形，其中填充自体骨（**图19**），寰椎后弓和枢椎椎板间放置钛笼，使用粗缝线固定钛笼（**图20**）。

图18　缝线的使用

系有缝线的动脉探针或者带有导线的折弯导针穿过寰椎椎弓、枢椎椎板，然后，将粗缝线系到缝线上穿过寰枢椎椎板

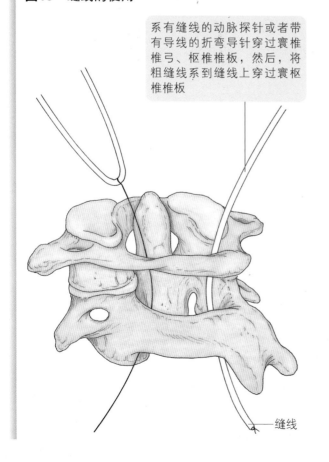

缝线

图19　钛笼的准备

使用圆形钛笼可能会突入椎管内

用扳手将圆形钛笼做成椭圆形

将髂骨骨松质装入钛笼中

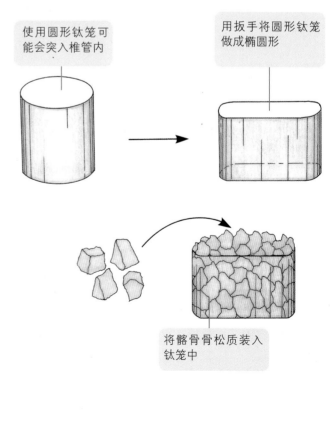

图20 钛笼的放置和捆扎

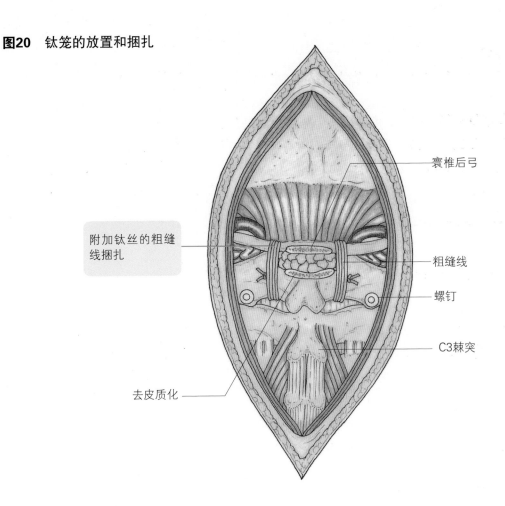

附加钛丝的粗缝
线捆扎

寰椎后弓

粗缝线

螺钉

C3棘突

去皮质化

7 关闭切口

切口内放置持续负压吸引管，逐层关闭切口。

典型病例图像

【病例2】适合手术（术后）

类风湿关节炎寰枢椎半脱位患者，应
用Magerl法和钛笼，用Brooks法固定
C1～C2。

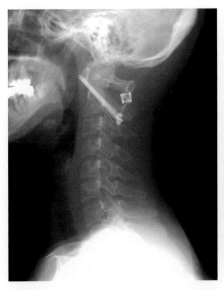

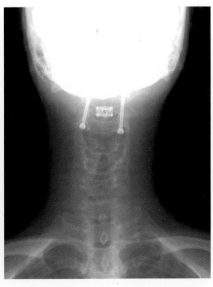

❖ 椎动脉损伤

螺钉偏外时损伤椎动脉的风险较大，因此常需要稍向内侧偏移，通过枢椎椎弓根近端时一定小心。此外，椎动脉走行常有变异，常有螺钉不能拧入或者拧入非常困难的情况，因此很有必要术前行3D-CT重建，评估椎动脉的走行。

术后治疗

❖ 术后管理

切口疼痛减轻后，可佩戴Philadelphia支具下地行走，支具需要佩戴2～3个月。

C0～C2后路固定

适应证

C0～C2后路固定适用于：①枕骨、寰枢椎间垂直半脱位，寰枢关节不稳定难以矫正寰椎，寰枢椎关节不稳定能够整复，但寰椎不能固定的病例。②齿突骨折不能复位、齿突骨折后假关节形成的病例。③齿突骨折引起寰枢椎不稳定病例。④寰椎侧块损伤严重，不能拧入侧块螺钉的病例。

术前再评估

❖ 再次评估有无脊髓压迫

术前进行MRI检查，确认寰椎后弓或垂直半脱位是否造成脊髓压迫。评估是否有必要进行后弓切除或恢复理想枕寰角（clivo-axial angle）。寰椎后弓能够提供植骨床，应尽可能予以保留。

❖ 再次评估骨损伤的程度

观察3D-CT冠状位和矢状位，评估枢椎侧块骨损伤的程度，确认椎弓根螺钉能否拧入。

❖ 再次评估椎动脉的走行

用CT动脉造影或者MR动脉造影确认椎动脉走行。

❖ 再次评估麻醉和体位

◉麻醉

采用全身麻醉。气管插管存在明显不稳定时，可使用支气管镜下插管，这样做通常安全有效。

◉体位

Hallo-vest架固定头部，术中需要维持头颈部的可活动性。给予2 kg颅骨牵引，损伤部位明显不稳定时，需要进行脊髓监护，变换体位时应十分小心。

手术概要

1 切口

2 显露

3 拧入枢椎椎弓根螺钉 难点

4 预弯固定棒

5 拧入枕骨螺钉 难点

6 安装固定棒

7 植骨

8 缝合

典型病例影像

【病例3】 适合手术（术前）
风湿性关节炎，垂直半脱位患者，
Hallo-vest架牵引下可获得复位。

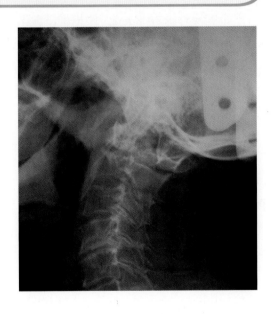

手术方法

1 切口

从枕骨到C3～C4棘突正中切开（**图21**）。

2 显露

从枢椎椎板骨膜下剥离肌肉组织（**图14**）。从枢椎椎板近端仔细剥离至椎弓根，寰枢椎椎板用Cobb骨膜剥离子由正中向外侧进行钝性剥离。需要小心，不能伤及侧方C2神经根和静脉丛（**图15**）。同样剥离寰椎后弓肌肉组织，由枕骨向近端一直剥离至枕骨隆突，用骨蜡止血。

3 拧入枢椎椎弓根螺钉

枢椎椎弓根螺钉的进钉点距侧块外缘7～8 mm，距枢椎下关节突下缘10 mm（**图22**），正好在C2椎板上缘的延长线上。用X线透视侧位确认进钉点较好。使用神经钩直接感知枢椎椎弓根内侧壁，在进钉时注意不要损伤内侧壁，向内侧成15°～25°角进钉（**图23**），小于此角有损伤椎动脉的危险，在X线透视下一直进入到椎体，攻丝后，拧入螺钉。

4 预弯固定棒

使用专用扳手预弯固定棒。

图21 切口

从枕骨到C3～C4棘突做正中皮肤切口

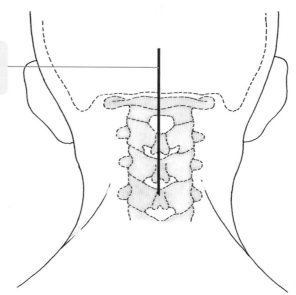

图22 枢椎椎弓根螺钉的进钉点

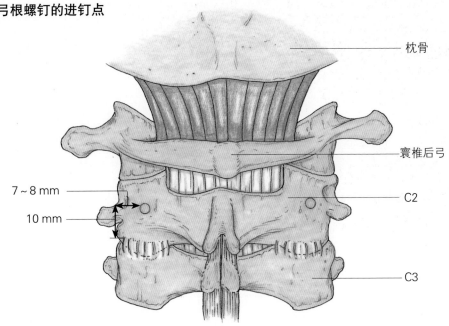

枕骨

寰椎后弓

7～8 mm

10 mm

C2

C3

图23 枢椎椎弓根螺钉的进入方向

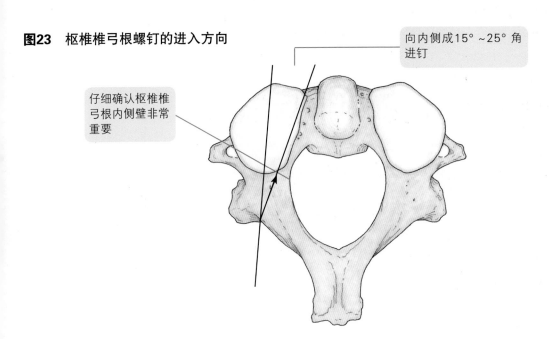

向内侧成15°～25°角
进钉

仔细确认枢椎椎
弓根内侧壁非常
重要

5 拧入枕骨螺钉

　　枕骨螺钉的拧入位置根据使用系统的不同而不同。枕骨中部厚，螺钉固定的牢固性好；从正中开始骨质开始变薄，注意不要损伤硬脑膜和静脉窦。为最大程度获得枕骨螺钉的牢固性，要尽可能使用长的螺钉。此外，钻孔、攻丝时，要注意同轴进行，防止扩大螺钉孔径。

6 安装固定棒

　　枕骨板、螺钉间安装固定棒，X线透视确认枕骨、寰枢椎的位置。

7 植骨

使用气动磨钻制作植骨床（**图24**），范围为从枕骨到寰椎后弓、枢椎椎板，从髂骨取两块带皮质骨松质放置在枕骨和枢椎椎弓两侧，用丝线将移植骨块和固定棒固定在一起，骨松质填入固定棒和螺钉之下（**图25**）。

8 缝合

留置负压引流管，缝合切口。

图24 制作植骨床

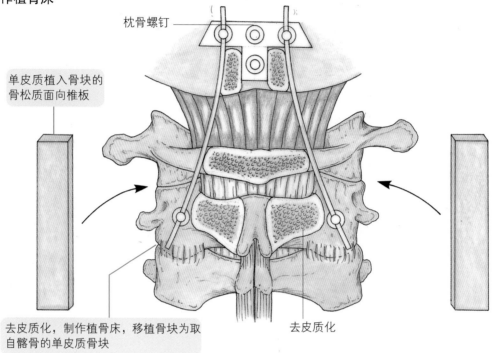

枕骨螺钉

单皮质植入骨块的骨松质面向椎板

去皮质化，制作植骨床，移植骨块为取自髂骨的单皮质骨块

去皮质化

图25 移植骨块的安装

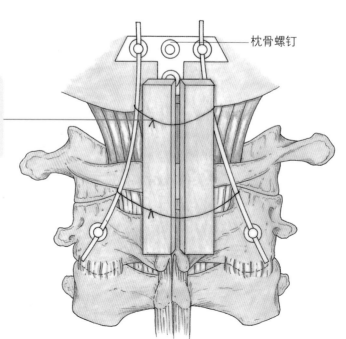

枕骨螺钉

放置移植骨块后，用丝线将移植骨块固定，间隙填充骨松质

典型病例图像

【病例3】 适合手术（术后）

C0~C2固定。

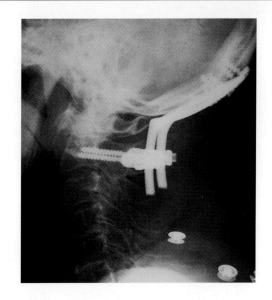

术后并发症及处理

◆ **椎弓根螺钉的并发症**

拧入椎弓根螺钉易造成椎动脉、脊髓、神经根的损伤，特别是损伤椎动脉的可能性很高。椎弓根骨皮质内侧厚、外侧薄，因此，螺钉容易穿透外侧骨皮质。拧入椎弓根螺钉前，须X线透视下确认椎弓根髓腔、椎弓根内侧壁，避免上述损伤。

◆ **硬脑膜损伤、静脉窦损伤**

枕骨钻孔时可引起损伤，一般情况下用骨蜡进行涂抹后拧入螺钉即可。术后须行MRI确认是否有脑脊液漏或者硬膜外血肿。钻孔时，钻头须从短到长依次进行，期间须用Cobb骨膜剥离子确认是否损伤内板。

术后治疗

术后佩戴Philadelphia支具3~4个月，稳定性不佳时需要使用Hallo-vest架。

颈椎外伤
颈椎前路固定术

北京医院　**徐宏兵**　译

综合脊椎损伤中心部长　**植田尊善**

手术特点

　　随着人口高龄化的到来，颈椎的外伤和疾病有增多的倾向。颈椎有重要的脊髓、神经根等解剖结构，这些结构的损害会引起日常生活功能障碍，甚至因为四肢麻木导致不能入睡。通常情况下，颈椎疾病首先进行充分保守治疗；一旦发生脊髓损伤时，再进行彻底的治疗，也就是进行手术，这里的手术包括前方入路和后方入路。

　　本章对前方压迫需进行前方减压的病例进行讲述，脊髓前路减压后，功能得到明显改善的情况并不少见，手术效果较好。因为颈前存在很多重要解剖结构，所以对安全手术操作的训练必不可少。此外，手术适应证要多个医生进行讨论，对于术后护理，功能康复要进行紧密配合，术后要对手术效果进行详细的观察和总结。

手术适应证

　　颈椎前路固定术适合颈椎间盘突出症、脊髓型颈椎病、神经根型颈椎病、颈椎椎体肿瘤、后纵韧带骨化、颈椎骨折脱位、椎体骨折等。

术前准备

◆ 术前再次确认检查

　　再次确认临床表现和体征。术前一定要再次进行神经检查。脊柱和神经根功能有所变化的情况并不少见，和预料相比麻木加重或者减轻的情况都有，因此术前一日或者术前即时进行再次确认检查很有必要。

◆ 再次进行影像学确认

　　再次确认影像所见和减压范围，测量椎体的前后径和横径，估测取骨大小。

◆ 患者术前准备

　　患者术前一日洗浴、头部备皮，护理人员应为患者准备合适的颈托。

手术概要

1 体位

2 切口和显露

3 深部显露 难点

4 切除椎间盘 难点

5 摘除突出的髓核（显微镜下） 难点

6 确认植骨床

7 移植骨块的采取

8 移植骨块的植入和固定（国分法）

9 缝合

10 术后X线透视确认

典型病例图像

【病例】 **适合手术（术前）**

45岁，女性，损伤性颈部综合征Quebec II 型病例，术前MRI T2加权像示C5椎体轻度向后滑脱。

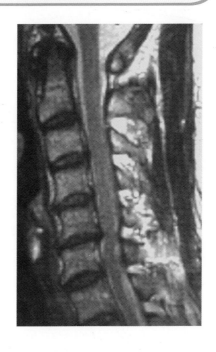

手术方法

1 体位

气管内插管，全身麻醉后把患者搬上手术台，仰卧位头部放在马蹄形枕（高度需能够自由调节）上，头部轻度右旋，胶布固定。通常从左侧进入，因此下颌抬起右旋。右侧入路时，下颌抬起左旋。双肩胶布固定并向下牵拉，注意避免臂丛神经牵拉损伤，力度适可而止（**图1**）。

2 切口和显露

　　沿左侧胸锁乳突肌前缘切开，一个间隙时可采用横向切口，但纵向斜切口容易显露深部，C3、C4等高位入路，切口在头侧向内侧倾斜，不要过度偏外（**图2**）。分辨颈阔肌，通常很薄，用组织剪剪开（**图3**），如果有小血管出血，可用双极电凝止血。

3 深部显露（**图4**）

　　横向切开颈阔肌，其下可见许多筋膜、肌肉和纤维性结缔组织，分辨胸锁乳突肌前缘，通常其内侧可看见静脉，此为颈前静脉（**图5**），粗细不等，一般

图1　体位

切口　　绕过下颌的胶布

放置薄垫　　宽胶布下拉双肩　　马蹄形可调枕

图2　切口

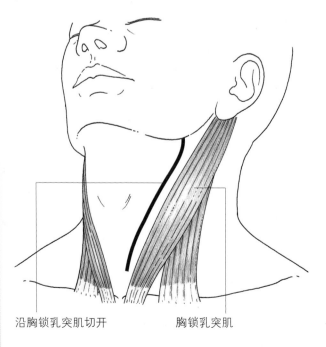

沿胸锁乳突肌切开　　胸锁乳突肌

图3　剪开颈阔肌

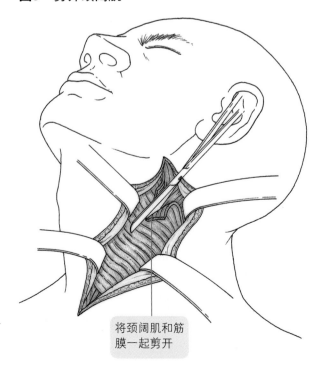

将颈阔肌和筋膜一起剪开

图4 颈部横断面

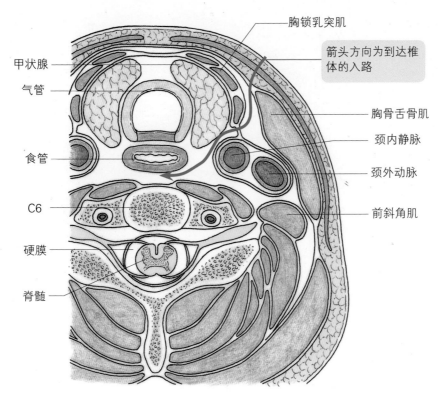

胸锁乳突肌

箭头方向为到达椎体的入路

甲状腺

气管

胸骨舌骨肌

颈内静脉

食管

颈外动脉

C6

前斜角肌

硬膜

脊髓

图5 从胸锁乳突肌前缘进入

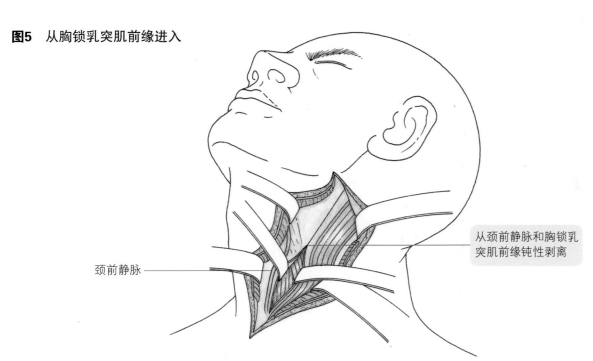

从颈前静脉和胸锁乳突肌前缘钝性剥离

颈前静脉

不会阙如，需加以注意。从颈前静脉和胸锁乳突肌前缘钝性剥离推进（**图5**），其下可见横向走行的肌肉，即为肩胛舌骨肌，和筋膜一起显露（**图6**），电刀横切（**图7**）。内侧为气管、食管、胸骨舌骨肌，外侧可触及颈动脉搏动，把大血管的内侧和气管、食管钝性分开，2～3根横行的血管（甲状腺上、下动脉等）可行结扎切断（**图7-1**）。

用手指从此处进入，容易触及椎体，用直钳等钝性分开，显露椎体和椎间盘。椎体前方有薄的筋膜组织覆盖，切开后，显露光滑的前纵韧带和椎间盘（**图8**）。向内牵开食管、气管和甲状腺，向外牵开颈动

图6 向深部钝性显露

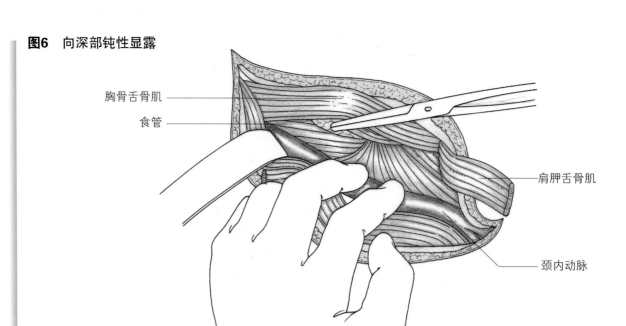

胸骨舌骨肌

食管

肩胛舌骨肌

颈内动脉

图7 切断肩胛舌骨肌

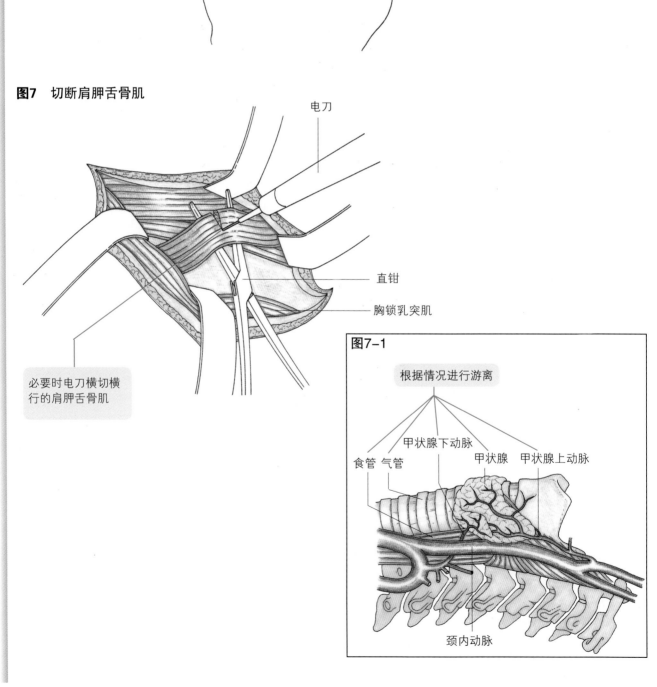

电刀

直钳

胸锁乳突肌

必要时电刀横切横行的肩胛舌骨肌

图7-1

根据情况进行游离

甲状腺下动脉

食管　气管

甲状腺　甲状腺上动脉

颈内动脉

静脉，清楚显露椎体、椎间盘（**图9**）。从皮肤到椎体比想象要浅，通常可通过皮肤触及椎体，对于C3、C4等高位入路，须分辨腮腺下缘，此处血管较多，应仔细显露，反复结扎和切断向深部推进。有些患者甚至可以充分显露C2～C3椎间盘，远侧通常可以充分显露C7、T1。

图8　到达椎体和椎间盘

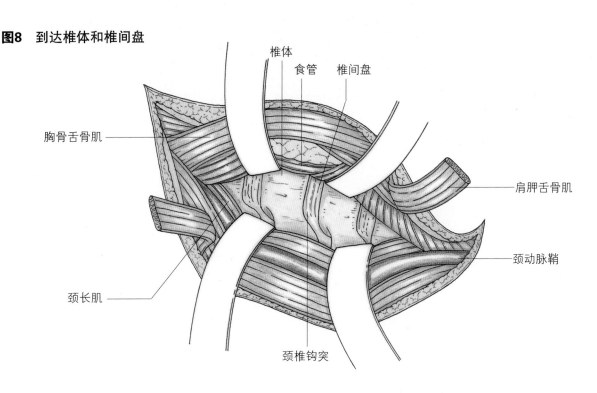

图9　显露椎体、椎间盘

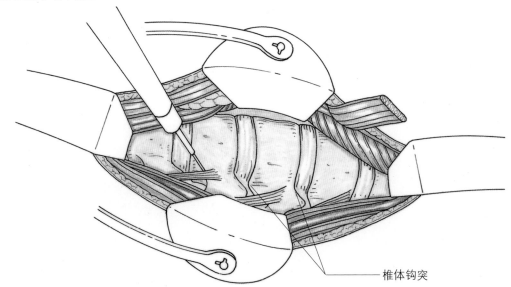

前方显露椎间盘后，电刀切开前纵韧带和椎间盘，用髓核钳和刮匙切除椎间盘（**图10**）。器械有大、中、小之分，根据情况选择合适的器械。椎间盘没有血运，术野清晰，但其有倾斜角度，切除后方骨赘时，需要磨削部分椎体，通常上方椎体磨削较多（**图10-1**）。可以使用气动磨钻，气动磨钻钻头有粗有细，须区别使用，笔者处理椎体前部用粗钻头（**图11**），后方骨皮质用金刚钻。笔者处理椎体时均用气动磨钻，从不用刮匙和椎板钳，向侧方显露到Luschka关节基底部，才能充分切除椎间盘进行脊髓减压。此外，在此范围内使用气动磨钻，可避免损伤椎动脉。

切完后方骨皮质后，对于椎间盘突出病例和后纵韧带骨化病例须用显微镜操作。

手术技巧及注意事项

使用气动磨钻时手感很重要，当磨完后方骨皮质和骨赘时，有种鱼漂上下浮动的感觉，此时要保持向上拔起的手感（**图12**），达到所谓的手眼合一。

图10 切除椎间盘

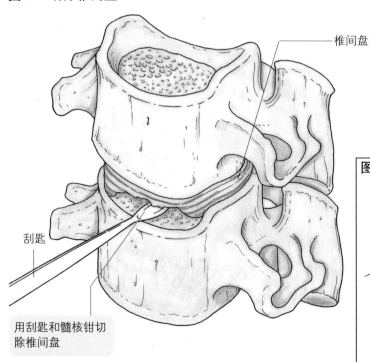

椎间盘

刮匙

用刮匙和髓核钳切除椎间盘

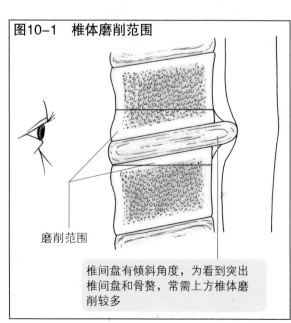

图10-1 椎体磨削范围

磨削范围

椎间盘有倾斜角度，为看到突出椎间盘和骨赘，常需上方椎体磨削较多

图11 磨开椎体前部

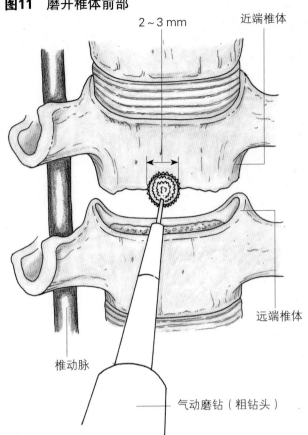

2~3 mm
近端椎体
远端椎体
椎动脉
气动磨钻（粗钻头）

图12 磨开最后面

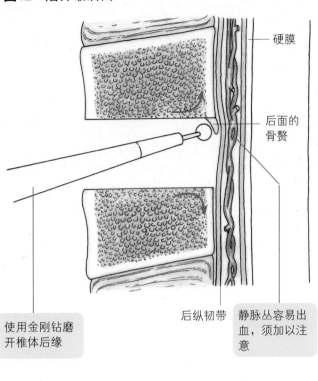

硬膜
后面的骨赘
后纵韧带
使用金刚钻磨开椎体后缘
静脉丛容易出血，须加以注意

5 摘除突出的髓核（显微镜下）难点

　　显微镜下视野放大明了，容易观察到后方纤维环和后纵韧带的破裂部（疝出口）。从疝出部位用椎板钳等扩大疝出口，查看其下突出的髓核，然后用耳勺样的刮匙探查，摘除突出的髓核（**图13**）。若其下看到硬膜，即为穿破后纵韧带的突出；若其下仍为后纵韧带，则为突出到深浅层间的膨出型突出，硬膜外隙富含静脉丛，注意保护不要损伤静脉丛引起出血（**图12**）。

难点解析

出血处理！
　　一旦出血，可先用双极电凝止血。多数情况较难止血，此时最好的方法是用明胶海绵压迫出血点数分钟止血。如果后纵韧带完整，不必显露静脉丛血管，就没有出血困扰，因此若后纵韧带完整时没必要将其切开确认硬膜外隙。

图13　显微镜下摘除突出髓核

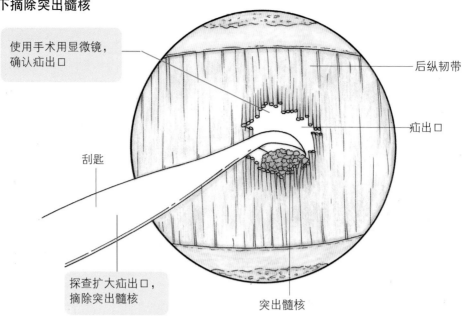

使用手术用显微镜，确认疝出口

后纵韧带

疝出口

刮匙

探查扩大疝出口，摘除突出髓核

突出髓核

图14　测量移植骨块大小

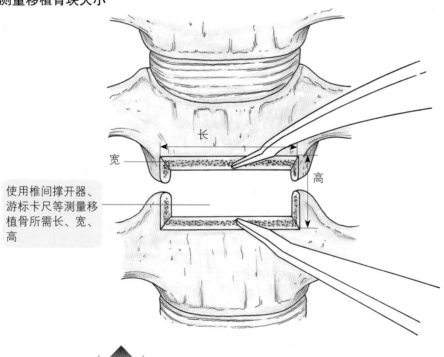

长

宽

高

使用椎间撑开器、游标卡尺等测量移植骨所需长、宽、高

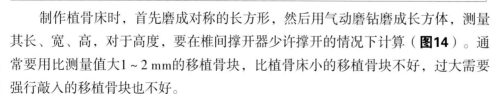

6 确认植骨床

　　制作植骨床时，首先磨成对称的长方形，然后用气动磨钻磨成长方体，测量其长、宽、高，对于高度，要在椎间撑开器少许撑开的情况下计算（**图14**）。通常要用比测量值大1~2 mm的移植骨块，比植骨床小的移植骨块不好，过大需要强行敲入的移植骨块也不好。

7 移植骨块的采取（**图15**）

　　由左侧髂骨切取内侧单皮质骨块即可，不必取全层骨。用1%利多卡因皮下注射进行局部麻醉。显露髂骨骨膜，电刀剥离骨膜，通常植入2块长方形单皮质

图15 切取移植骨

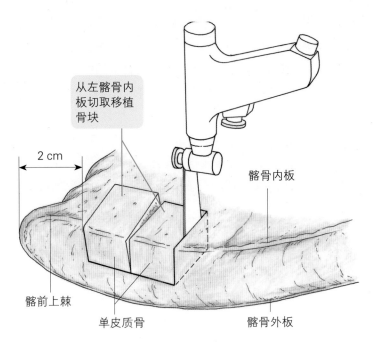

从左髂骨内板切取移植骨块

2 cm

髂骨内板

髂前上棘

单皮质骨

髂骨外板

图16 植入一块移植骨块

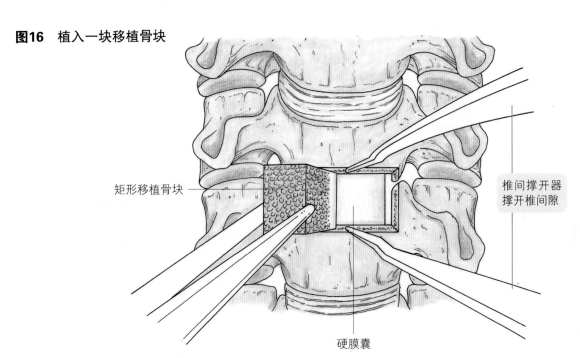

矩形移植骨块

椎间撑开器撑开椎间隙

硬膜囊

骨块，用电锯从内板小心切取两块单皮质骨块。若使用骨凿取骨，需敲打髂骨，有导致骨折的风险，因此，使用电锯较好。切取合适的移植骨块，如果严格按照测量进行切取，没有使用磨钻的必要。距离髂前上棘2 cm处取骨，不会损伤股外侧皮神经。取骨部位用骨蜡止血，缝合骨膜、皮下组织、皮肤。通常情况下，取骨区不必留置引流物，不使用电刀情况下需留置引流物。

8 移植骨块的植入和固定（国分法）

用椎间撑开器适当撑开椎间隙，先在对侧植入一块移植骨块（**图16**）。先植入1/3，然后用锤骨器敲入。去掉椎间撑开器，椎间加压，可感到轻微动感。

然后，将椎间撑开器横向放置，将移植骨块压向外侧紧贴侧方植骨床（**图17**），如此可从残存椎间空隙查看移植骨块后缘和椎管关系，可防止植入过深。此外，可为另一块移植骨块预留空间，植入两块移植骨块后，用锤骨器敲入（**图18**）。

两个椎体减压时，也不全是行椎体次全切，压迫因素局限于椎间隙时，可分别解除上下椎体边缘的压迫，植入移植骨块。也就是两个椎体间固定，融合四块移植骨块。和椎体次全切相比，髂骨取骨量很少，有利于骨愈合。对于OPLL（后纵韧带骨化）和骨肿瘤等必须行椎体次全切的患者，需行两个椎体间固定，对于突出、骨赘导致的两个椎体间压迫，笔者原则上行两个椎体分别减压，也有最多三个间隙使用的经验，当然，没有使用颈前路板，使用颈前路板和人工间盘虽然能够获得强力固定，但术后不可能在手术部位获得骨性融合，假体下沉、椎体破坏常有发生，会导致脱位或者旋转，椎体前即为食管和气管，脱出异物必须取出。和初次手术相比，二次手术因瘢痕愈合导致手术难度明显提高。此外，自体骨没有压缩椎体和脱位的风险，骨愈合后，即便有损伤也能自行愈合。

9 缝合

缝合前，需要再次确认食管没有损伤。食管就在移植骨块的正上方，为了预防损伤，缝合双侧颈长肌虽然更好，但通常没有必要，也没有必要像有些学者建议的那样，在移植骨块和食管间放置薄层明胶海绵。

图17 移植骨块的加压

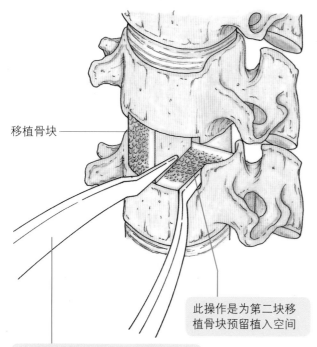

移植骨块

椎间撑开器横向放置，将移植骨块向侧方加压紧贴侧方植骨床

此操作是为第二块移植骨块预留植入空间

图18 植入两块移植骨块

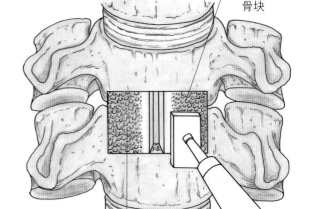

第二块移植骨块

第一块移植骨块

最后用锤骨器轻轻敲入

难点解析

食管损伤！
　　一旦发生食管损伤，应用可吸收线缝合，术后禁食1周。

10 术后X线透视确认

　　将患者头部摆至正中，拔除气管插管前从至少两个方向透视确认移植骨块的高度和位置，无误后可拔除气管插管。

典型病例图像

【病例】 适合手术（术后）

C5～C6前路减压固定。

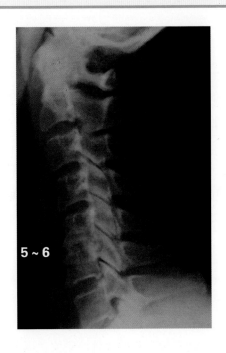

5～6

术后治疗

　　术后次日可用颈托固定，开始坐起。几日后可下地行走。以往要求佩戴颈托12周左右，最近认为24小时全天佩戴可只要3～4周，之后睡觉时可不戴颈托。12周后可不再佩戴颈托。

● 文献
［1］植田尊善. 前方脱臼骨折に対する前方後方法. 新OS NOW No.3, メジカルビュー社, 1999, 50–65.
［2］国分正一. 頸椎症性脊髄症の前方除圧固定術. 整・災外, 1993, 36：1019–1026.
［3］Rene Louis. Surgery of the spine, Springer-Verlag, Berlin, New York, 1983.
［4］植田尊善. 頸椎前方固定術. 執刀医のためのサージカルテクニック. 脊椎, 徳橋泰明編, メジカルビュー社, 2004, 101–114.

颈椎外伤
前路钢板固定

北京医院　**徐宏兵**　译

高知大学医学部附属医院骨科讲师　**谷口慎一郎**
高知大学医学部骨科学教授　**谷　俊**一

手术特点

　　为获得更高的骨愈合率，缩短外固定时间，颈椎前路固定术中积极使用钉板系统者逐渐增多。虽然螺钉和钢板相互固定的锁定钉板系统没有固定双皮质的必要，且是简便安全的系统，但钉板的固定过于牢固，可能会发生伴有移植骨块压缩和下沉的螺钉断裂、螺钉切割等情况。最近，螺钉可轻微活动又能限制螺钉脱出的半限制型钉板系统开始普及使用，手术时需区分限制型和半限制型钉板系统。

手术适应证

　　中下段颈椎损伤需要前方固定的病例中适合使用钉板系统的有：
（1）椎体脱位。
（2）不伴有脱位的有：累及数个椎体，不联用前路板则有移植骨块脱位、压缩塌陷风险的病例；屈曲泪滴样骨折中骨折片较大，MRI能够看到棘间韧带、椎间关节有所破坏的病例。

手术方法

1 脊髓监护

　　术中进行脊髓监护非常重要，特别是进行脱位复位时。牵引复位不能整复时，需行切开复位，整复过程中需行脊髓监护。目前为止有很多脊髓监护方法，有通过脊髓电刺激–脊髓诱发电位［Sp（E）–SCEP］检测上行传导通路，经顶叶大脑电刺激–脊髓诱发电位［Br（E）–SCEP］或者经顶叶电刺激–末梢诱发电位［Br（E）–MsEP］从而检测下行传导通路，或者二者合用等多种检测方法（**图1**）。

2 显露椎体

　　患者取仰卧位，背部放置薄枕，颈部轻度后伸，向右旋20°~30°，左侧胸锁乳突肌前缘斜行切开，沿皮肤切开颈阔肌（**图2**）。用Cobb骨膜剥离子向深部剥离，中间可见肩胛舌骨肌，若不妨碍术野则向一侧牵开，妨碍术野则可切断。向外牵拉颈动脉鞘，向内侧牵开气管、食管、甲状腺，向深部显露，钝性分离至椎体前缘（**图3**、**图4**）。到达椎体后用27号针头刺入椎间盘内，X线

图1 脊髓监护（经顶叶大脑电刺激–脊髓诱发电位）

刺激电极使用Cork 螺钉电极，记录电极使用放置胸椎水平的硬膜外电极，刺激装置使用高电压装置，检测发现中波振幅降低需终止操作。

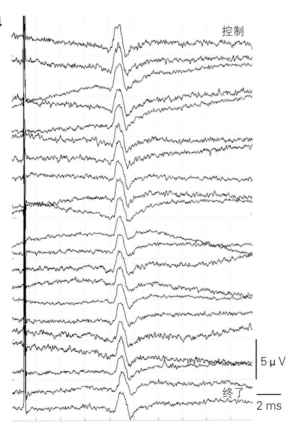

控制

5μV

终了

2 ms

图2 切口

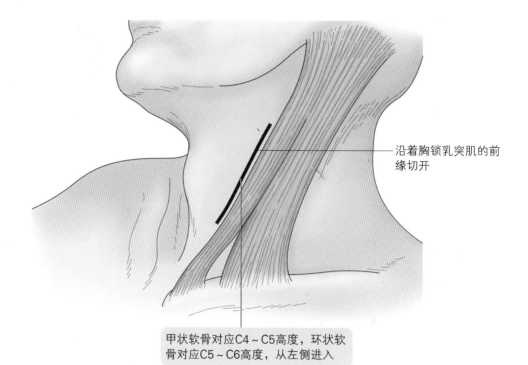

沿着胸锁乳突肌的前缘切开

甲状软骨对应C4~C5高度，环状软骨对应C5~C6高度，从左侧进入

图3 颈部软组织的解剖

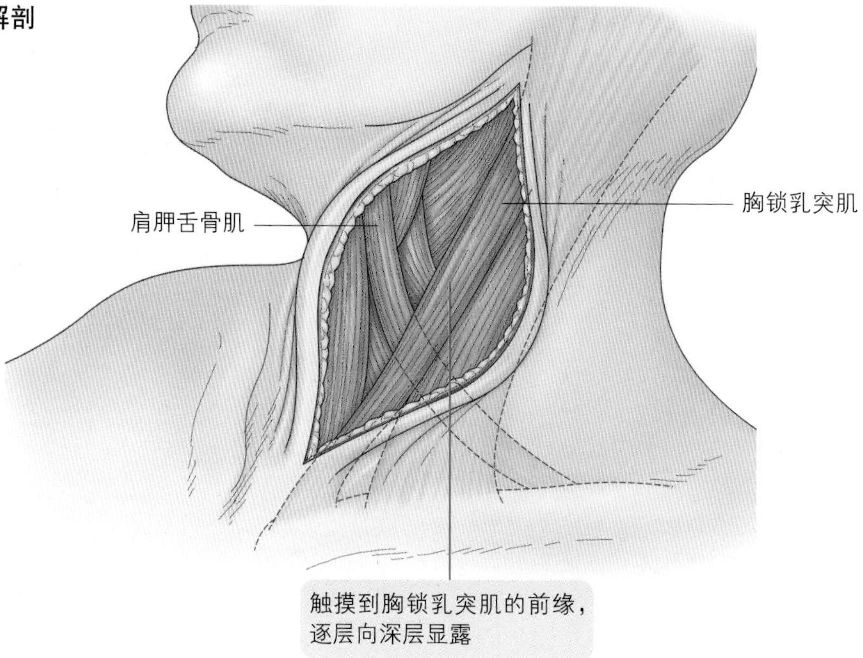

肩胛舌骨肌

胸锁乳突肌

触摸到胸锁乳突肌的前缘，逐层向深层显露

透视颈椎侧位像确认手术椎间盘。

确认固定节段后，用Cobb骨膜剥离子将骨膜和前纵韧带向两侧剥离，在骨膜下将椎体外侧附着的头长肌也向两侧剥离，在头长肌深部插入自动拉钩显露术野（**图5**）。

3 前方减压

用髓核钳和骨刀切除椎间盘和纤维环，用锐性刮匙和髓核钳去除残留的所有髓核（**图6**），用气动磨钻进入椎间隙打磨。

图4 到达颈椎椎体的前方入路

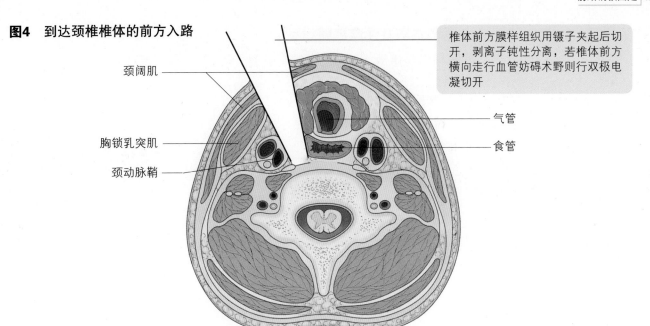

颈阔肌

胸锁乳突肌

颈动脉鞘

椎体前方膜样组织用镊子夹起后切开，剥离子钝性分离，若椎体前方横向走行血管妨碍术野则行双极电凝切开

气管

食管

图5 前纵韧带和颈长肌的剥离，自动拉钩的放置

如图所示，用电刀呈"I"字形切开骨膜和前纵韧带，骨膜下剥离

骨折椎体

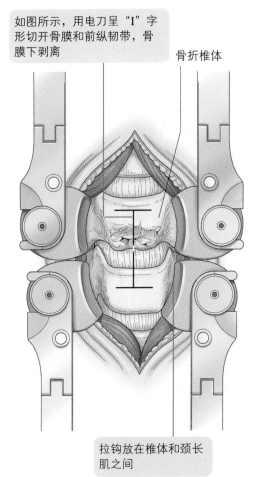

拉钩放在椎体和颈长肌之间

图6 切除椎间盘

髓核钳

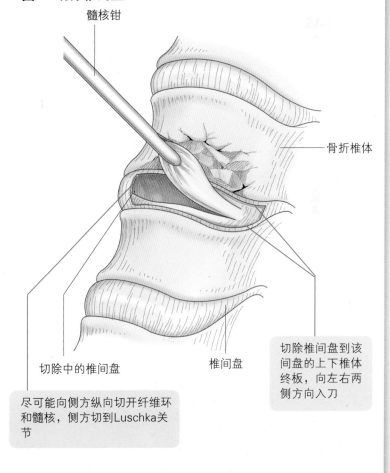

骨折椎体

切除中的椎间盘

椎间盘

尽可能向侧方纵向切开纤维环和髓核，侧方切到Luschka关节

切除椎间盘到该间盘的上下椎体终板，向左右两侧方向入刀

颈椎损伤病例，后纵韧带常有破裂，需多加注意（**图7**）。

磨开椎体后，用镊子等夹持残存后纵韧带和纤维环，用尖刀切开显露硬膜。用椎板咬骨钳切除后纵韧带和纤维环，确认是否有骨折片向椎管内突出或者是否有游离入椎管的椎间盘组织（**图8**）。

图7 磨开椎体

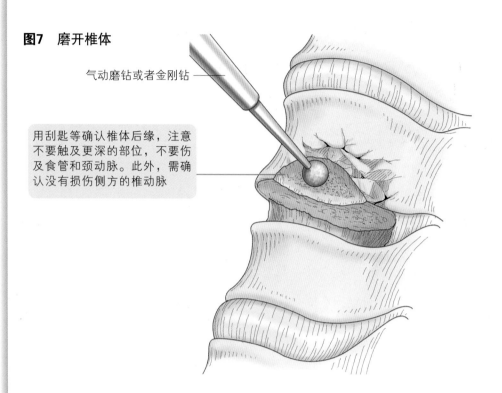

气动磨钻或者金刚钻

用刮匙等确认椎体后缘，注意不要触及更深的部位，不要伤及食管和颈动脉。此外，需确认没有损伤侧方的椎动脉

图8 切除后纵韧带

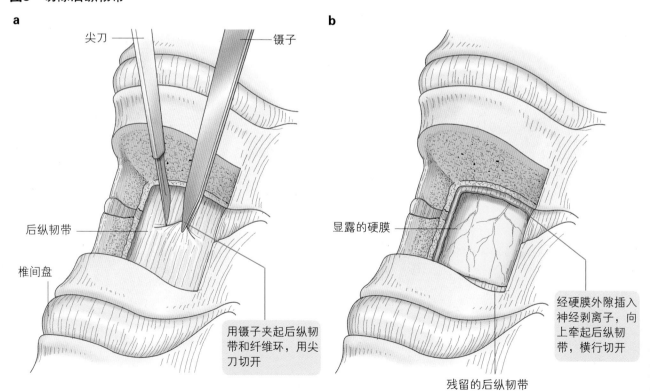

a

尖刀

镊子

b

后纵韧带

椎间盘

用镊子夹起后纵韧带和纤维环，用尖刀切开

显露的硬膜

经硬膜外隙插入神经剥离子，向上牵起后纵韧带，横行切开

残留的后纵韧带

4 放置撑开器和进行植骨 难点

减压后，放置撑开器（**图9**），固定椎体和移植骨块接触面没有露出骨松质时，需行去皮质化，撑开器适当撑开后，测量移植骨块的长度和深度，移植骨块不要过大（**图10**、**图10-1**）。

图9 放置撑开器

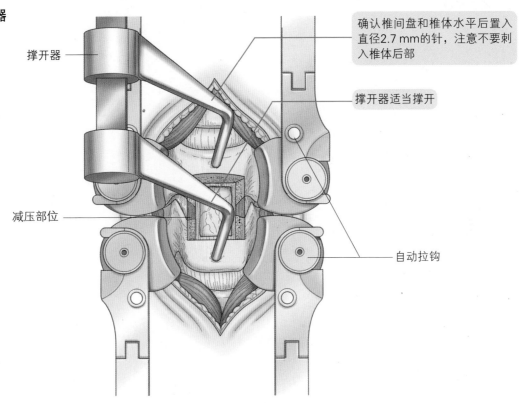

撑开器

减压部位

确认椎间盘和椎体水平后置入直径2.7 mm的针，注意不要刺入椎体后部

撑开器适当撑开

自动拉钩

图10 植骨

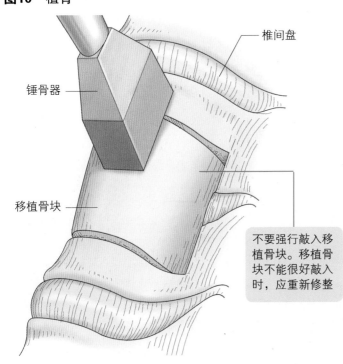

椎间盘

锤骨器

移植骨块

不要强行敲入移植骨块。移植骨块不能很好敲入时，应重新修整

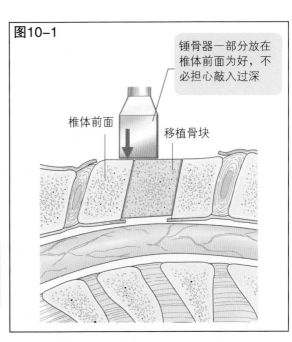

图10-1

锤骨器一部分放在椎体前面为好，不必担心敲入过深

椎体前面

移植骨块

5 前路钢板固定

　　钢板的螺孔跨越移植骨块。选择钢板长度以上下端不超过邻接椎间盘为准，钢板放置在两侧Luschka关节中央（**图11**），经过测量后，选用合适长短的螺钉，钻孔、攻丝后拧入螺钉（**图12**）。

图11　放置钢板

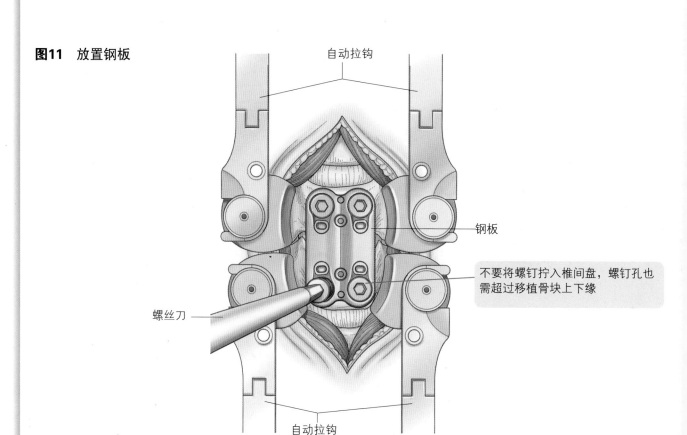

自动拉钩

钢板

不要将螺钉拧入椎间盘，螺钉孔也需超过移植骨块上下缘

螺丝刀

自动拉钩

图12　螺钉

a

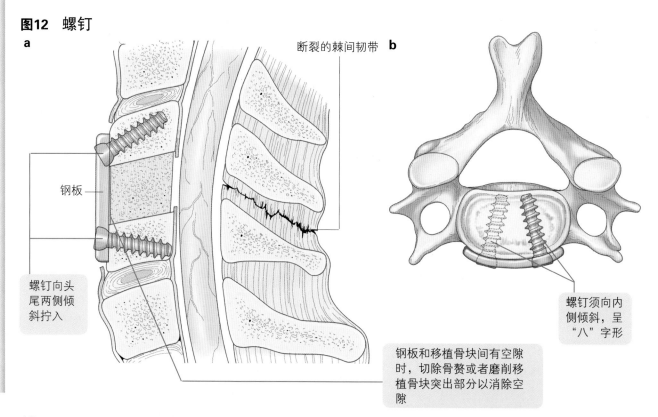

断裂的棘间韧带　b

钢板

螺钉向头尾两侧倾斜拧入

螺钉须向内侧倾斜，呈"八"字形

钢板和移植骨块间有空隙时，切除骨赘或者磨削移植骨块突出部分以消除空隙

46

6 缝合切口

缝合切口时，以恢复前方的前纵韧带和颈长肌覆盖为宜，这样能够有效避免食管瘘（**图13**）。

图13 前纵韧带和颈长肌覆盖钢板

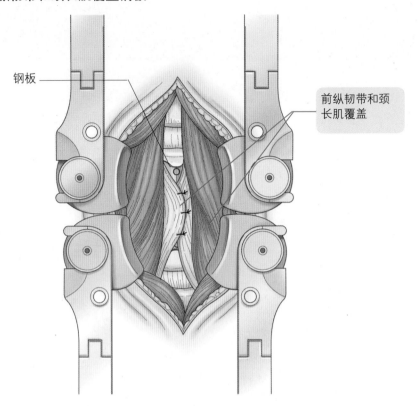

钢板

前纵韧带和颈长肌覆盖

术后治疗

不要过度相信螺钉的牢固性，特别是伴有骨质疏松的高龄患者。原则上最少使用2～3周Philadelphia支具固定，以后使用颈托固定。根据螺钉的稳定性、骨愈合和年龄等情况，术后6～12周去除外固定。

颈椎外伤

颈椎骨折伴脱位的复位固定——
颈椎椎弓根螺钉固定

北京医院　**徐宏兵　译**

北海道大学保健管理中心骨科教授　**镫　邦芳**

手术特点

不稳定的颈椎损伤是手术治疗的适应证，颈椎手术有前路、后路、前后路联合等多种，没有哪种术式更好的说法。术式应根据颈椎损伤的情况和术者经验来选择，本章主要讲解用椎弓根螺钉治疗颈椎损伤的病例。

手术适应证

颈椎损伤的生物力学评价对手术方法的选择至关重要，前后方稳定结构受累（如骨折脱位的不稳定损伤）和只有前方稳定结构受累的损伤（如椎体骨折），在手术方法上有很大差别。多数骨折脱位，颈椎前方稳定结构难免受累；除一部分伸展型损伤外，前纵韧带较少受损。从力学角度来看，保留残存部分稳定结构需要考虑固定的方法[1、2]。此外，有效利用残留的稳定结构的稳定性获得即刻稳定从生物力学上来讲更好。几乎所有的颈椎损伤都能够通过颈椎椎弓根螺钉的单纯后路手术治疗，但对于外伤性椎间盘突出和严重椎体粉碎骨折的病例需要考虑行前后路联合手术。

◆ 绝对适应证

与原来的棘突钢丝固定、Luque SSI，或者近年使用的侧块螺钉固定和颈椎前路钢板固定治疗颈椎损伤相比，后路椎弓根螺钉固定没有绝对适应证。

◆ 相对适应证

椎弓根螺钉重建脊柱的稳定性远超其他固定方法[3、4]，单纯后入路能治疗几乎所有明显不稳定的颈椎损伤，术后不必用外固定，这对于重度脊髓损伤患者来说很有利。此外，椎弓根螺钉对于因椎板损伤不能进行椎板固定、合并重度骨质疏松同时需行后方减压的患者来说有效性更高[5]。棘突钢丝固定除稳定性不佳外，同时不能进行减压是明显缺点；前路钢板固定时，除生物力学稳定是问题外，重度脊髓损伤患者术后需行气管切开的情况也很多，感染等其他并发症发生率较高。

◆ **禁忌证**

不能拧入椎弓根螺钉的椎弓根发育不良病例是本手术的禁忌证（**图1**），椎动脉疝入椎体内不适合拧入椎弓根螺钉（**图2**）病例也是本手术禁忌证。椎弓根破坏，螺钉容易脱出椎弓根外引起神经、血管刺激症状者不适合椎弓根螺钉固定，这种情况下可行侧块钉板固定或者避开受损椎弓根。

术前再评估

◆ **再次评估椎动脉形态、病理状态、神经功能**

必须在MRI、MRA、CT等影像学上再次确认椎弓根形态、椎动脉状态，麻醉前须再次确认神经功能。

椎动脉通常通过Willis动脉环和颈内动脉相通，Willis动脉环有先天性发育不全情况，术中有很大可能损伤两侧椎动脉或者优势侧椎动脉，导致重度脑干或者小脑损伤。此外，颈椎损伤导致一侧椎动脉损伤的病例并不少见，此时损伤健侧椎动脉会导致严重后果。

因此，MRA确认椎动脉、Willis动脉环状态非常重要。此外，复位后，时有椎动脉发生血栓导致脑干、小脑梗死情况，因此，对单行椎弓根螺钉固定，以及整复操作治疗颈椎损伤的手术方式都必须加以留意。

◆ **麻醉和体位的再评估**

麻醉最好行低血压麻醉，根据损伤类型的不同，危险的颈椎活动的类型也不相同，插管时颈椎姿势、活动均存在危险，需要麻醉师理解配合。术者站在患者头侧，麻醉师站在手术台左侧（**图3a**），侧位X线透视装置在手术台下，以不妨碍手术为标准。为了不影响侧位透视，需用胶布粘贴患者肩峰并向下牵拉粘贴在患者臀部或者手术台上（**图3b**）。

图1 明显狭窄的椎弓根
CT可见左侧横突孔较大，椎弓根直径过小，不能拧入椎弓根螺钉，MRI可见椎动脉左侧优势，横突孔内扩大。

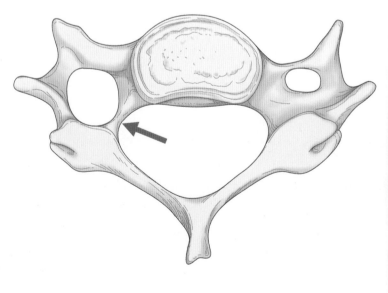
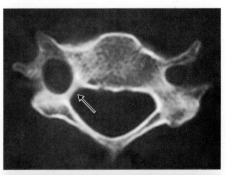
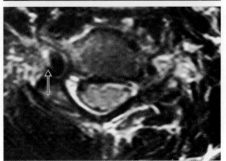

图2 椎动脉异常

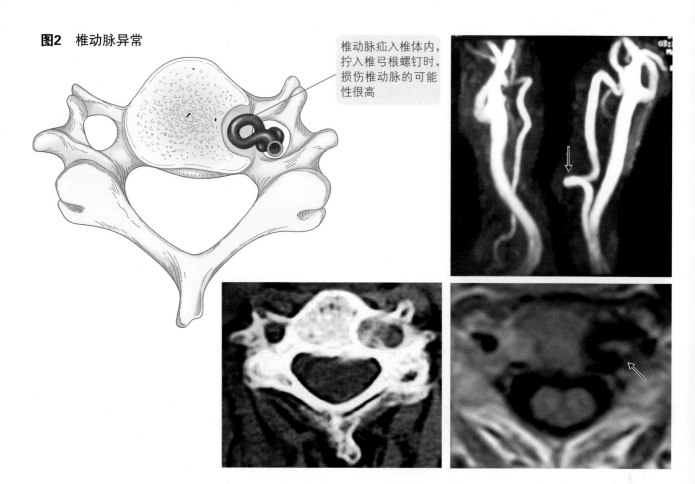

椎动脉疝入椎体内，拧入椎弓根螺钉时，损伤椎动脉的可能性很高

图3 手术室设置和体位

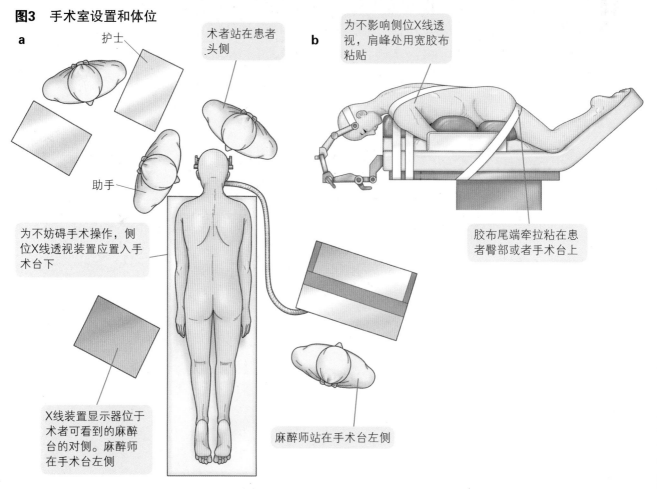

a

护士

术者站在患者头侧

助手

为不妨碍手术操作，侧位X线透视装置应置入手术台下

X线装置显示器位于术者可看到的麻醉台的对侧。麻醉师在手术台左侧

麻醉师站在手术台左侧

b

为不影响侧位X线透视，肩峰处用宽胶布粘贴

胶布尾端牵拉粘在患者臀部或者手术台上

手术概要

1 入路

2 确定椎弓根螺钉进入点

3 拧入椎弓根螺钉 难点

4 神经根减压和脱位关节的复位、固定

5 植骨和缝合

典型病例图像

【病例1】适合手术（术前）

骨折脱位类型：分为屈曲外力为主导致前脱位，后伸外力为主导致后脱位等几种类型。不管哪种脱位，均会导致前后方稳定结构的破坏而引起明显不稳定。

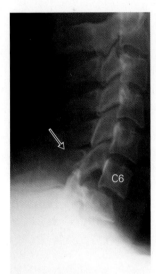

【病例2】适合手术（术前）

椎体破坏类型：压缩外力导致椎体破坏，前方明显缺乏支撑。

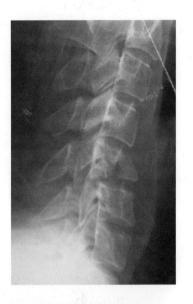

【病例3】适合手术（术前）

后方结构损伤类型：C5侧块骨折，关节突骨折为主的类型。有椎弓根横行或者纵行骨折、侧块分离移位几种类型。箭头所示为前屈旋转游离的侧块。

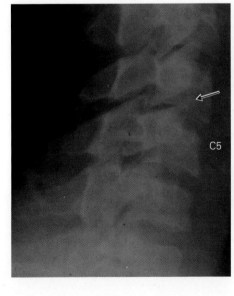

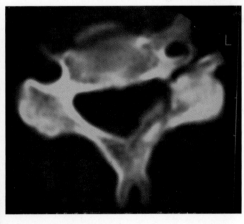

手术方法

1 入路

充分显露椎间关节（侧块）的外缘，侧块外缘的凹陷为椎弓根螺钉进入点的标志（**图4**）。

2 确定椎弓根螺钉进入点

上述侧块外缘内侧2～3 mm为椎弓根长轴的延长线和侧块后方骨皮质的交叉点。此点是否就是椎弓根螺钉进入点还需要行侧位X线透视确认。

3 拧入椎弓根螺钉

椎弓根探针插入前，从椎弓根螺钉进入点到椎弓根入口可用磨钻在侧块行漏斗样开口，使椎弓根螺钉进入点接近椎弓根入口，减少发生攻丝和螺钉脱出导致神经、血管损伤的概率，同时增加螺钉拧入的自由度（**图5**）。使用前端钝性轻度弯曲的颈椎用椎弓根开路器边透视边插入到椎体，保持插入方向向内侧倾斜，开路器凹侧朝内。单侧关节脱位病例，有椎体旋转畸形，注意左右椎弓根螺钉方向不同（**图6**），开路器进入到椎体后，攻丝。对于椎弓根直径过小，

图4 颈椎侧块外缘的凹陷

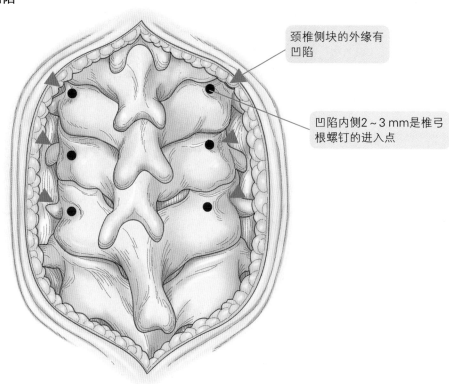

颈椎侧块的外缘有凹陷

凹陷内侧2～3 mm是椎弓根螺钉的进入点

或者曲度变化严重者，不能直视椎弓根髓腔，也有开路器通不过的情况。明显不稳定患者，如双侧椎间关节脱位，插入开路器用力过猛有可能导致脊髓损伤，须通过侧位X线进行透视确认。先用克氏针或者2 mm直径的金刚钻在椎体上做导入孔，然后用最小直径的丝锥攻丝（**图7**）。

图5 侧块行漏斗样开口确认椎弓根螺钉进入点

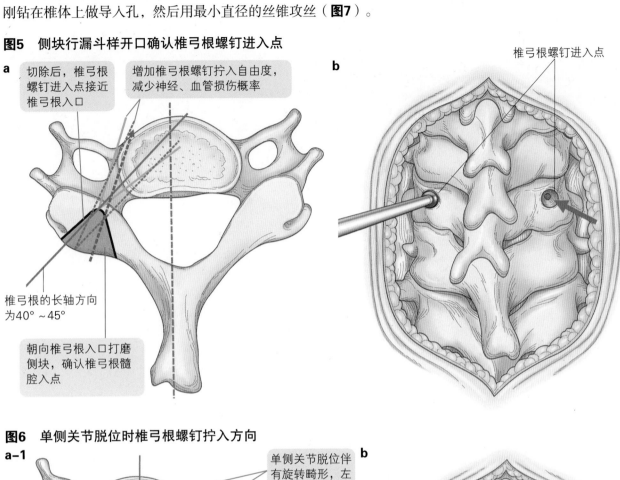

a 切除后，椎弓根螺钉进入点接近椎弓根入口

增加椎弓根螺钉拧入自由度，减少神经、血管损伤概率

b 椎弓根螺钉进入点

椎弓根的长轴方向为40°~45°

朝向椎弓根入口打磨侧块，确认椎弓根髓腔入点

图6 单侧关节脱位时椎弓根螺钉拧入方向

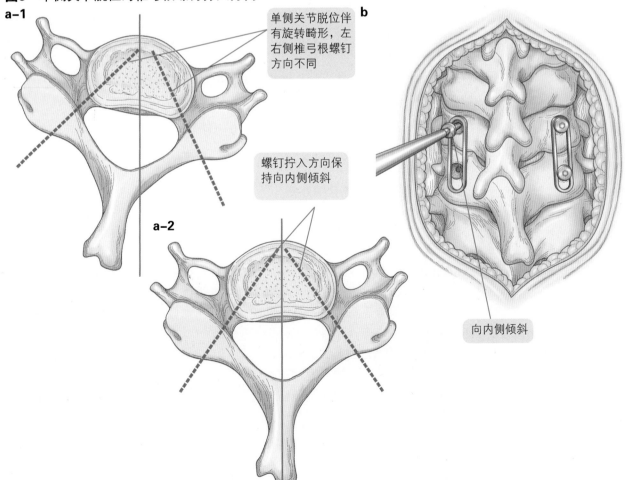

a–1

单侧关节脱位伴有旋转畸形，左右侧椎弓根螺钉方向不同

b

螺钉拧入方向保持向内侧倾斜

a–2

向内侧倾斜

图7 双侧椎间关节脱位

a

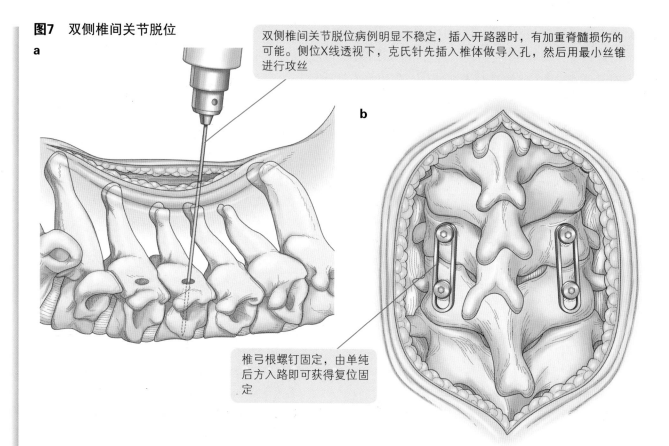

双侧椎间关节脱位病例明显不稳定，插入开路器时，有加重脊髓损伤的可能。侧位X线透视下，克氏针先插入椎体做导入孔，然后用最小丝锥进行攻丝

b

椎弓根螺钉固定，由单纯后方入路即可获得复位固定

手术技巧及注意事项

（1）可在两侧下关节突的下端放置神经剥离子，调整两侧剥离子影像，使其重叠，获得正确侧位X线影像，从而术中更好把握开路器、丝锥、螺钉的位置（**图8**）。

（2）获得有效复位固定，必须选择较大直径的椎弓根螺钉，以选择能够把持椎弓根骨皮质粗细的螺钉为好。

难点解析

椎弓根开路器脱出至椎弓根外侧！

颈椎椎弓根外侧通常较薄，开路器、丝锥容易脱出至外侧。用探针确认它们脱出至外侧时，先不要拧入螺钉，须再次沿椎弓根内侧皮质开路，然后拧入螺钉。

静脉丛出血！

一般来说，椎弓根开路器、丝锥正确拧入椎体后再拔出，几乎不会出血。如果开路器边缘穿出椎弓根，导致椎间静脉丛出血，须先行骨蜡止血，再拧入椎弓根螺钉。

椎动脉损伤！

不能绝对相信开路器或者丝锥不会损伤椎动脉。通常一侧椎动脉损伤不会影响脑干和小脑功能。椎动脉损伤进行血管修复并不现实，用骨蜡填入开路孔比较容易止血。

图8 侧位X线透视确认椎弓根

两侧神经剥离子放在下关节突下缘，调整获得剥离子重叠影像，从而获得完全侧位影像。

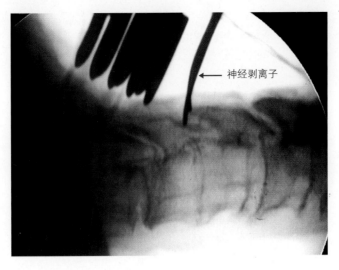

← 神经剥离子

难点解析

神经根损伤！

　　颈椎和腰椎不同，神经根在椎弓根上缘沿椎间孔向外走行，虽然椎弓根内侧和硬膜很接近，但有位于硬膜和脊髓间的蛛网膜下隙存在，螺钉向内下方少许脱出，即便露出螺纹，损伤神经的情况也较少；如果向椎弓根上方脱出，损伤神经的可能性大增。术中，若用探针确认向头侧穿出，则需确认开路器正确插入椎体，才能拧入螺钉。

4 神经根减压和脱位关节的复位、固定

　　多数骨折脱位复位后即可获得神经根减压。伴有椎间关节脱位患者，复位时常需切除部分小关节。关节突骨折或者侧块骨折导致神经根损伤时，须从后方椎板减压，解除神经压迫。发育性椎管狭窄或者颈椎病患者，合并颈椎移位导致脊髓压迫时，需考虑行椎板切除或椎板成形术。钢板或者固定棒固定容易引起脊椎排列变化从而可能导致脊髓损伤进一步加重，须减压后再固定，手术时要考虑椎弓根螺钉拧入方向，钢板、钛棒预弯恢复颈椎生理曲度。此外，伴有外伤性椎间盘突出或者复位可能引起医源性椎间盘突出时，椎间可行轻度撑开再固定（**图9**）。

5 植骨和缝合

　　固定椎板间植骨，通常局部取骨即可，不需要髂骨取骨。安装钢板或者钛棒前，后外侧侧块要去皮质化。合并椎板切除时，棘突骨块或者髂骨块先植入钢板下，再安装钢板。

图9　合并外伤性椎间盘突出病例

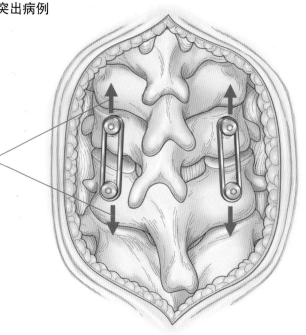

合并外伤性椎间盘突出或者有可能发生医源性椎间盘突出时，椎间须行轻度撑开，扩大椎间高度，通过韧带牵拉复位突出椎间盘

典型病例图像

【病例1】适合手术（术后）

伤椎间轻度撑开复位固定。

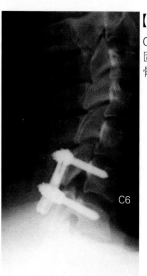

【病例2】适合手术（术后）

C4、C6撑开，椎弓根螺钉固定，复位突入椎管内的骨块。

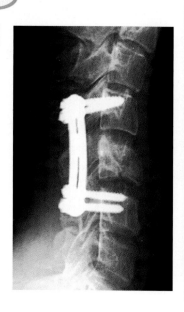

【病例3】适合手术（术后）

侧块骨折，损伤两个椎体，仅固定椎板损伤严重的C5、C6椎体。

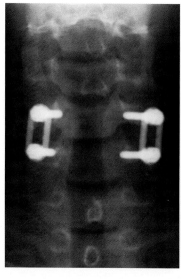
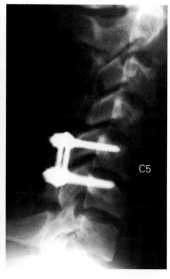

术后并发症及处理

术中无法确认、麻醉苏醒后或者术后第二日才能明确的神经损伤，其原因常为螺钉压迫、复位引起的椎间孔狭窄或者移植骨块引起的压迫等，因为有金属内固定物，影像上很难确定明确原因，不宜拖延，应尽早再次手术，解除神经压迫因素。如因螺钉引起损伤须取出伤侧内固定，单侧固定稳定性也很高，术后合用颈托可获得很好的稳定性。

术后治疗

除类风湿关节炎等骨强度较差的病例，虽然术后可不用外固定，但还是建议术后2～3周软组织修复期间使用充气式颈托。合并有重度脊髓损伤者，不使用外固定反而有利于日常生活活动，原则上术后第二日允许坐、立和行走。

●文献

［1］Abumi K, Panjabi M M, Duranceau J. Biomechanical evaluation of spinal fixation devices. Part 3. Stability provided by six spinal fixation devices and interbody bone graft. Spine, 1989, 14：1249-1255.

［2］White III A A, Panjabi M M. Physical properties and functional biomechanics of the spine. Clinical Biomechanics of the Spine. 2nd edition. JB Lippincott, Philadelphia, 1990, 1-83.

［3］Kotani Y, McNulty P S, et al. Biomechanical analysis of cervical stabilization systems. An assessment of transpedicular screw fixation in the cervical spine. Spine, 1994, 19：2529-2539.

［4］Johnston T L, Karaikovic E E, Lautenschlager EP, et al. Cervical pedicle screws vs. lateral mass screws：uniplanar fatigue analysis and residual pullout strengths. Spine J, 2006, 6：667-672.

［5］Abumi K, Kaneda K, Shono Y, et al. One-stage posterior decompression and reconstruction of the cervical spine by using pedicle screw fixation systems. J Neurosurg, 1999, 90（1 Suppl）：19-26.

［6］Abumi K, Ito M, et al. Cervical pedicle screw fixation. The Cervical Spine Surgery Atlas. 2nd Edition. Ed by Cervical Spine Research Society, Lippincott Williams Wilkins, Philadelphia, 2004.

［7］Karaikovic E E, Kunakornsawat S, Daubs M D, et al. Surgical anatomy of the cervical pedicles：landmarks for posterior cervical pedicle entrance localization. J Spinal Disord, 2000, 13：63-72.

［8］Abumi K, Shono Y, Ito M, et al. Complication of pedicle screw fixation in reconstructive surgery of the cervical spine. Spine, 2000, 25：962-969.

［9］Abumi K, Shono Y, Kotani Y, et al. Indirect posterior reduction and fusion of the traumatic herniated disc by using a cervical pedicle screw system. J Neurosurg, 2000, 92（Spine 1）：30-37.

［10］Heller J G, Silcox D H 3rd, Sutterlin C E 3rd. Complications of posterior cervical plating. Spine, 1995, 20：2422-2448.

颈椎外伤

颈胸椎移行部的前后路手术——
C7～T2高位脊髓损伤手术的特殊技巧

北京医院　**徐宏兵**　译

东京大学医学部附属医院骨科讲师　**星地亚都司**

损伤特点

与中下位颈椎相比，外伤引起的单纯颈胸椎移行部的骨折脱位很少发生。实际上，几乎都是患有关节炎、肿瘤等基础疾病，轻微外力导致半脱位的情况。强直性脊柱炎或者伴有脊柱韧带骨化的颈椎强直患者，轻微外伤即可引起骨折，导致极度不稳定损伤。高处坠落高能量损伤引起的颈胸椎移行部骨折脱位非常少见，常常前后方骨结构均明显破坏，椎体完全脱位，脊髓完全损伤，一旦发生脱位、半脱位，保守治疗获得稳定性的可能性极低，如果全身状态允许，几乎都需要手术治疗。

影像学诊断

根据MRI评价脊髓压迫和损伤情况，同时必须评价椎间盘突出情况。为进行良好的术前评估，需行CT平扫（**图1**）和三维重建（**图2**），确认脱位、半脱位，椎体、椎间关节、横突损伤情况。

术式选择

半脱位时，后路行椎弓根螺钉固定是首选；高能量损伤导致椎体全脱位时，后路手术能够完全去除阻挡复位的因素，获得脊柱稳定性。偶有重度损伤合并血胸者，适合急诊前路手术；前方结构重度损伤（实际上没有量化指标，须根据术者个人经验）或者单纯后路手术不能解除前方脊髓压迫致不全瘫病例，有必要二期联合前路减压固定，只有迟发型脊髓功能损伤和前方肿瘤切除适合前路手术。

理论上，没有后方结构损伤的椎体骨折是前路手术的适应证，但根据笔者经验，没有发现不伴有后方不稳定的病例，也没有这方面相关的报道。

图1 C7～T1椎间半脱位的CT矢状位平扫影像

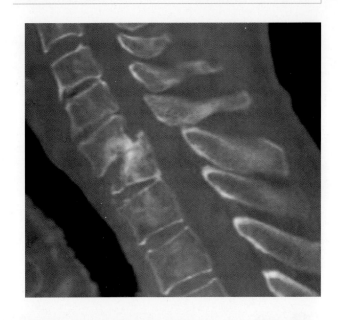

图2 C7～T1半脱位病例术前
图像

导航系统预测螺钉拧入通道，三维
重建（右下）观察C7～T1椎间脱位
状态。

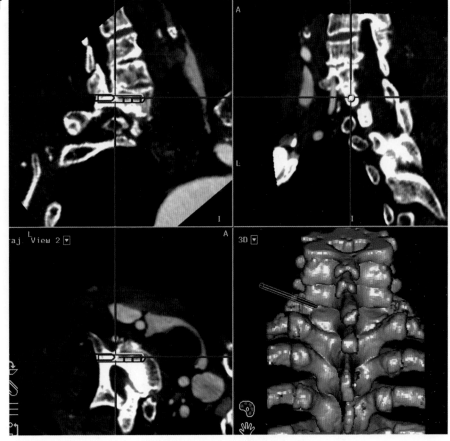

手术方法

后路减压椎弓根螺钉内固定术

1 根据导航系统制订术前计划

将CT资料输入导航系统，设计螺钉拧入通道，决定螺钉长度和直径（**图2**）。为获得C7～T1间半脱位的稳定性，最少需行C5、C6、T2、T3、T4椎弓根钉棒系统多椎间固定，导航系统能够从需要的角度进行观察，能够很好地把握损伤状态（**图2**）。

2 体位

使用Mayfield头架三点固定患者头部，X线监视下尽可能复位骨折（**图3**）。

3 切口

后正中切口，显露C4～T5（**图4**）。X线不能确认颈椎节段时，可扩大显露到C2。从项韧带、棘上韧带边缘进入属于正中入路，这取决于术者的习惯，一直显露到颈椎最外侧和胸椎横突最外侧。

4 拧入椎弓根螺钉 难点

使用导航系统须设定定位椎体，对比X线影像和术前制订计划图像确定骨孔（**图5**）。不使用导航系统则须术前仔细阅读CT图像，根据经验拧入椎弓根螺钉（**图5**），探针确认没有刺穿骨孔内壁特别是椎管内壁后，拧入所有螺钉备用。

手术技巧及注意事项

为了获得脊柱稳定性，需要切除妨碍复位的骨折片，充分获得相邻椎体间的接触。

难点解析

动脉出血！

在做椎弓根螺钉通道时一旦损伤椎动脉导致动脉出血，须用骨蜡止血。术后行椎动脉造影，脑MRI检查后，决定是否预防性使用抗凝药物预防脑血栓形成。

图3 后路固定术体位

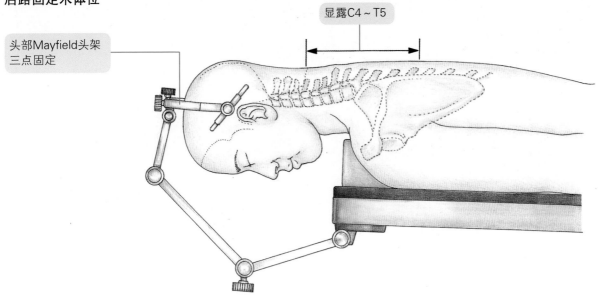

头部Mayfield头架
三点固定

显露C4～T5

图4 后正中切口

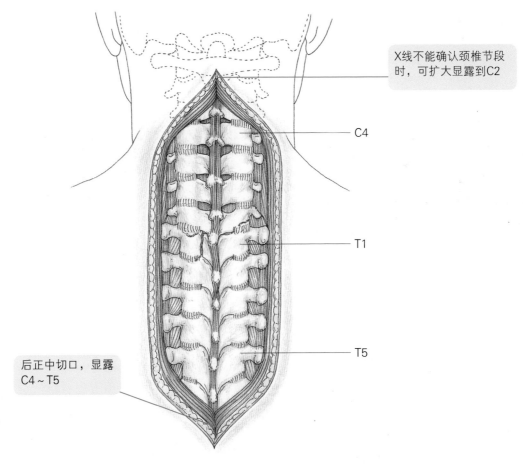

X线不能确认颈椎节段
时，可扩大显露到C2

C4

T1

T5

后正中切口，显露
C4～T5

图5 C7～T1椎体骨折时，行C5～T4后路固定

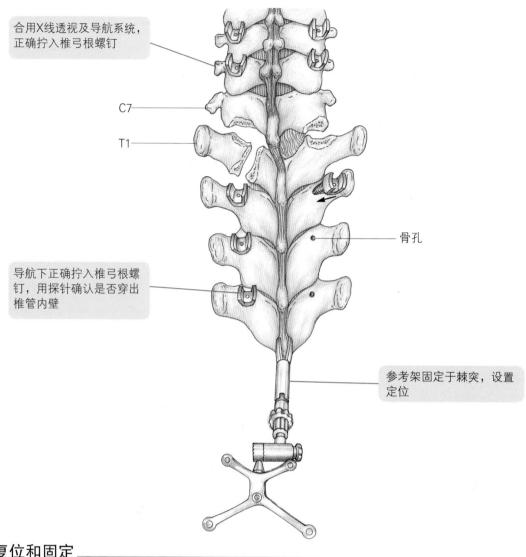

合用X线透视及导航系统，正确拧入椎弓根螺钉

C7

T1

骨孔

导航下正确拧入椎弓根螺钉，用探针确认是否穿出椎管内壁

参考架固定于棘突，设置定位

5 复位和固定

半脱位和强直性脊柱炎的患者，几乎都可通过手法获得良好复位，椎弓根螺钉间轻微加压固定即可。脱位患者因为后方结构存在复杂骨折，常出现复位困难。因为椎管狭窄后引起脊髓空洞症的病例增多，应尽可能行椎管减压。但对于脊髓完全损伤病例，手术目的不是挽救脊髓，而是尽可能获得稳定性。妨碍复位的骨折片须全部去除，解除骨折端的嵌插交锁错位（**图6**）。小心活动和近端螺钉固定的钛棒，有时需要从后向前插入钛棒。直视下复位脱位椎体，固定钛棒和远端螺钉（**图7**）。临时固定后，须反复调整尽可能获得良好复位和稳定性。

------ 难点解析 ------

难以锁定钛棒和螺钉！

无法连接钛棒和螺钉时，通过与椎板下的钢丝绑定固定钛棒。椎板切除情况下，最少也要单侧临时固定，钛棒外侧取髂骨植骨。

图6 解除骨折端嵌插
交锁错位

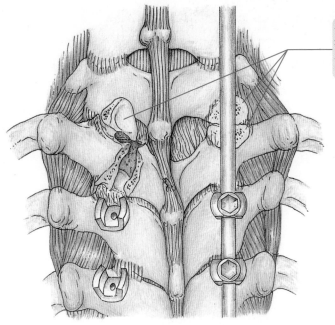

去除影响复位的骨折片，
持棒器轻微活动已经固定
一侧的钛棒，复位固定

图7 固定钛棒和螺钉

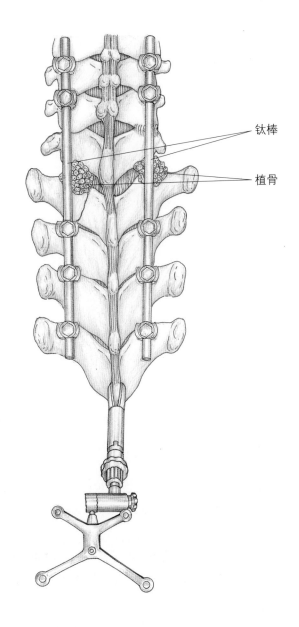

钛棒

植骨

纵劈胸骨行前路减压固定术

前述颈胸椎移行部半脱位、脱位病例均不必行一期前路手术，前路手术目的通常是为了二期手术减压固定做准备。C7～T1的前路减压固定术较多。T2～T3椎间水平以下常采取侧卧位，翻转肩胛骨从右侧前方进入。颈部太短即所谓"猪颈"的病例，行T2水平手术者适合行胸骨劈开前路手术，术前通过X线片、MRI检查确认胸骨和目标椎体的位置关系。

1 切开皮肤（图8）

常采用左侧颈前入路，沿胸锁乳突肌前缘斜行切开延长至胸骨正中。

2 入路（图9） 难点

"T"字形切开胸骨柄，剥离两侧胸锁关节和右侧第1～2肋间关节至胸骨内侧，置入拉钩，电锯切开胸骨，注意保护胸内动脉。

手术技巧及注意事项

（1）锁骨下静脉有数个分支，须小心结扎切断，否则牵拉会导致静脉壁破裂。
（2）喉返神经沿气管走行，不能用撑开器长时间牵拉。

图8 颈胸椎移行部的皮肤切口

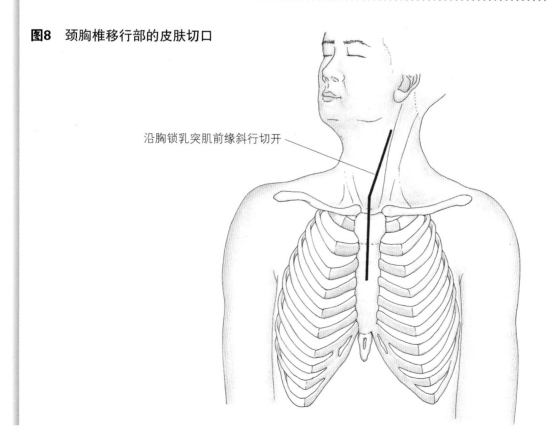

沿胸锁乳突肌前缘斜行切开

图9 切开胸骨柄进入颈胸椎移行部

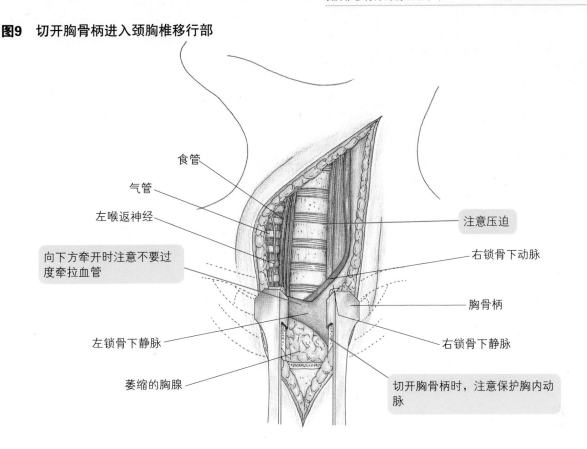

食管

气管

左喉返神经

向下方牵开时注意不要过度牵拉血管

左锁骨下静脉

萎缩的胸腺

注意压迫

右锁骨下动脉

胸骨柄

右锁骨下静脉

切开胸骨柄时，注意保护胸内动脉

难点解析

锁骨下静脉损伤！

先用镊子或者止血钳临时止血，然后缝合修补。

3 减压固定

显露后，手术方法同颈前路减压固定术，植骨使用髂骨取骨。通常，已行后方固定，则前方不必固定。

术中CT导航

最近笔者科室购买了C臂型的CT机，前后方入路均可术中定位螺钉位置，确认减压、复位的情况，术中即可获得详细的三维重建图像，实用性很好，但价格很高，且需要非常熟练的操作（这点同导航系统），画面质量也欠佳，暂没有大量病例积累，因此在此不加以赘述。

胸椎外伤

前路减压固定术（经胸腔入路、胸膜外入路、腹膜外入路）

厦门大学第一附属医院　**胡宝山**　译

九州大学研究生院医学研究院临床医学部骨科学讲师　**前田　健**
劳动健康福利机构综合脊椎损伤中心副院长　**芝　启一郎**

胸腰椎损伤的分类和手术适应证

适合前路减压固定术的胸椎外伤分为新鲜骨折和陈旧性骨折（假关节）。

◆ 新鲜骨折

与损伤椎体水平相比，损伤形态更有特点，实际上分类方法也包含了腰椎骨折。Denis分类具有一定的代表性。

● 压缩骨折

压缩骨折主要由屈曲外力引起，根据Denis三柱理论，不伴有椎体后壁骨折的前柱损伤属稳定型骨折通常不需要手术。常有漏诊爆裂骨折和安全带损伤的情况，因此，疑似情况需行CT和MRI检查。

● 爆裂骨折

爆裂骨折主要由轴向外力引起，椎体后壁破裂，骨折片突入椎管，前中柱必有损伤，后柱损伤程度常和神经损伤程度相匹配。合并有神经损伤的爆裂骨折原则上需要手术治疗。对于椎体高度降低，椎管内突入骨折片不大的情况，可行后路复位固定术。前路减压固定术的目的为重建前柱结构，或者取出椎管内突入碎骨折片。

● 安全带损伤

安全带损伤主要由屈曲伸展型外力引起，中后柱损伤，常需要后路复位手术治疗。

● 骨折脱位

伴有椎间移位、椎间关节脱位的损伤，虽有不伴骨折的情况，一般来说也叫骨折脱位，多数情况下适合后路手术。需要切除向后突出的椎间盘，当椎体破坏明显，需要重建前柱结构时，可联合前路手术。

◆ 陈旧性骨折

伴有骨质疏松，特别是假关节形成的病例，压缩骨折椎体的后壁骨折或者相邻上位椎体间形成的黄韧带骨化导致迟发型神经损伤者均需要手术治疗。没有神经症状，但有顽固性不能耐受的疼痛也需要手术治疗。对于黄韧带骨化压迫脊髓，压缩

66

骨折前方压迫脊髓或者椎间假关节形成，前柱功能受损者理论上需要行前路减压固定术。笔者常用前路、后路、前后路联合、脊柱短缩术或者椎体成形术等各种术式，这些术式均可取得良好效果。

术前再评估

◆ 再次确认手术时机

患者取90°侧卧位。大动脉在中胸部偏左，下胸部到腰椎逐渐向椎前走行，中胸部大动脉会干扰手术，因此从右侧入路为佳，特别是前方使用内固定材料时，有金属和大动脉接触导致动脉瘤的报道。胸腰椎移行部以下手术时，为避开下腔静脉，基本上需要采取左侧入路。

胸膜外入路不必行肺部通气，经胸腔入路特别是中胸部椎体需要单肺通气排除肺脏干扰。术者要结合患者全身状况选择术式。

◆ 手术器械再评估

开胸装置（开胸器、肋骨剪等），胸腰椎移行部自动拉钩等。

手术概要

1 胸膜外或者经胸腔入路

2 腹膜外入路，横膈膜（膈）的处理

3 显露椎体侧面

4 切除椎间盘，处理终板（拧入螺钉）

5 切除损伤椎体

6 植入髂骨或钛笼（前柱重建）

7 冲洗、留置引流、缝合

【病例1】适合手术（术前）

40岁，男性。T12爆裂骨折，Frankel分类B型。
ⓐ正位片。
ⓑ侧位片。

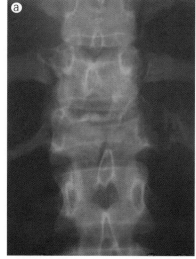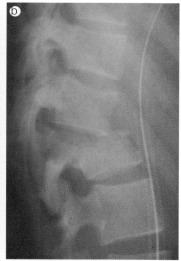

【病例2】适合手术（术前）

66岁，女性。T11陈旧性椎体骨折，T12椎体
压缩骨折（假关节），伴有迟发性脊髓损伤，
Frankel分类C型。
ⓐ正位片。
ⓑ侧位片。

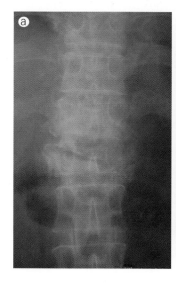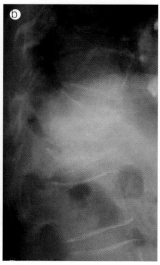

手术方法

1 胸膜外或者经胸腔入路

　　沿目标椎体上方两个节段切开肋骨，切断肋角和肋软骨间肋骨，T12椎体以下水平为联合腹膜后入路，须沿腹外斜肌延长切口（**图1**）。切断附着在肋骨上的背阔肌、后锯肌，显露骨膜下肋骨（**图2**）。全周剥离肋骨（**图3**），尽可能切除取出。肋骨下筋膜须仔细由内向外剥离（**图4、图5**）。壁胸膜前方薄后方厚，向背侧显露时可用手指钝性剥离，扩大显露到椎体侧面后安装开胸器。

　　经胸腔入路切除肋骨后，骨膜和壁胸膜上用尖刀做小切口，注意保护肺脏。用电刀切开骨膜、壁胸膜，安装开胸器拉开肺脏后，再切开椎体侧面的壁胸膜。

此时，用镊子夹起胸膜，以防损伤节段血管，然后用Cobb骨膜剥离子剥离胸膜，显露
椎体侧面。

图1 术中体位、皮肤切口
（T12椎体入路）

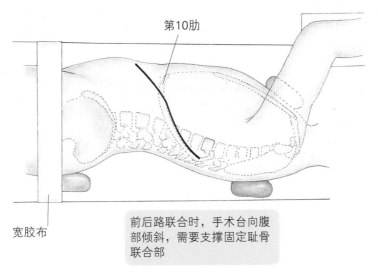

第10肋

宽胶布

前后路联合时，手术台向腹
部倾斜，需要支撑固定耻骨
联合部

图2 显露第10肋（T12椎体入路）

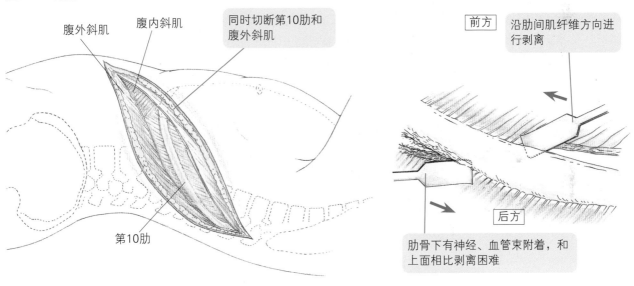

腹外斜肌　　腹内斜肌

同时切断第10肋和
腹外斜肌

第10肋

图3 肋骨的剥离

前方　沿肋间肌纤维方向进
行剥离

后方

肋骨下有神经、血管束附着，和
上面相比剥离困难

图4 切除肋骨后，剥离
壁胸膜

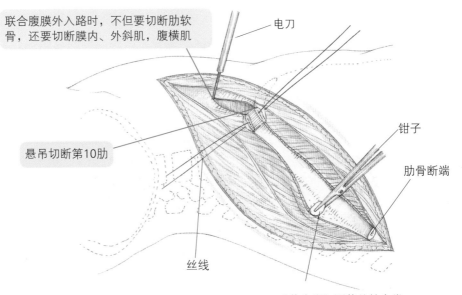

联合腹膜外入路时，不但要切断肋软
骨，还要切断膜内、外斜肌，腹横肌

电刀

悬吊切断第10肋

钳子

肋骨断端

丝线

"花生米"形状的纱布卷

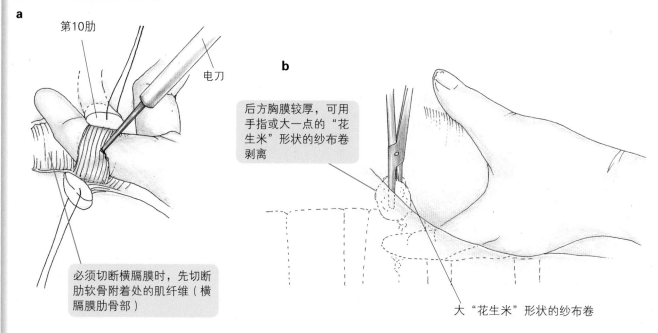

图5 壁胸膜后方的剥离

a

第10肋

电刀

b

后方胸膜较厚，可用手指或大一点的"花生米"形状的纱布卷剥离

大"花生米"形状的纱布卷

必须切断横膈膜时，先切断肋软骨附着处的肌纤维（横膈膜肋骨部）

2 腹膜外入路，横膈膜（膈）的处理

必须处理T12以远节段时，须联合腹膜外入路，一定程度显露胸膜外或胸腔切口后，手指剥离切除肋骨后的肋软骨内侧，电刀纵行切开肋软骨后，丝线悬吊牵开。电刀切开腹外斜肌和腹内斜肌（**图4**），仔细剥离腹横肌内侧，手指钝性剥离腹膜，注意不要弄破，用大"花生米"形状的纱布卷推开腹膜后脂肪组织，避开肾脏、输尿管，显露腰大肌覆盖的腰椎椎体。

胸膜外入路时，钝性剥离腰椎边缘的横膈膜肌性部分，切断附着肋软骨上的横膈膜肋骨部。最后，切断悬吊附着L1椎体的内侧膈脚，即可会师胸膜外腔和腹膜后腔（**图6**）。

经胸腔入路时，从肋软骨部切开横膈膜，向上剥离悬吊2~3 cm。此时，横膈膜附着在壁胸膜上一起剥离。

> **手术技巧及注意事项**
>
> （1）从胸膜外腔通向腹膜后腔时，钝性剥离横膈膜腰椎部到腰肋三角的肌性部分，锐性切除肋骨附着和腰椎附着的膈脚，进行适当悬吊牵开。
>
> （2）经胸腔入路时，充分显露胸腔侧的横膈膜，覆盖在壁胸膜的横膈膜从肋骨端到内侧膈脚悬吊后锐性切开，充分剥离横膈膜表面的脂肪组织。

3 显露椎体侧面

X线确认后，结扎切断骨折椎体和头尾侧椎体的节段血管，对于陈旧性骨折，椎体周围形成瘢痕，常有节段血管扩张、增生。

从血管切断处骨膜下剥离显露椎体侧面，确认后侧椎间孔，充分显露椎弓根，前方剥离至前纵韧带下，Hohman拉钩拉开，取出附着在伤椎前纵韧带的骨折片（**图7**）。

图6 胸膜外腔和腹膜后腔会师

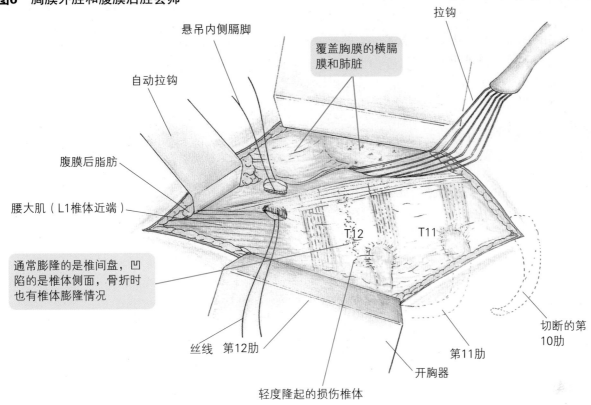

悬吊内侧膈脚

拉钩

覆盖胸膜的横膈膜和肺脏

自动拉钩

腹膜后脂肪

腰大肌（L1椎体近端）

通常膨隆的是椎间盘，凹陷的是椎体侧面，骨折时也有椎体膨隆情况

T12   T11

切断的第10肋

丝线　第12肋

第11肋

开胸器

轻度隆起的损伤椎体

图7 损伤椎体（T12）和相邻椎体（侧面显露）

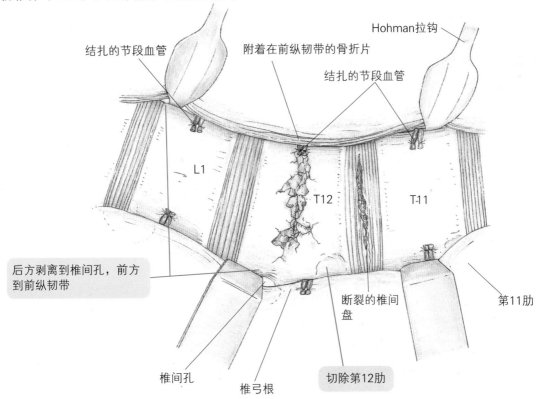

结扎的节段血管

附着在前纵韧带的骨折片

结扎的节段血管

Hohman拉钩

L1

T12

T11

后方剥离到椎间孔，前方到前纵韧带

断裂的椎间盘

第11肋

椎间孔

椎弓根

切除第12肋

4 切除椎间盘，处理终板（拧入螺钉）

　　彻底切除椎间盘，充分切除后纵韧带附着的纤维环后，后壁骨折片就比较易于取出。新鲜骨折时，相邻椎间盘轻度损伤常有发生。切除软骨终板后，处理骨性终板，伴有骨质疏松假关节形成的病例，骨性终板脆性较高，处理骨性终板时须防止形成骨缺损。

　　新鲜骨折切除椎体时常有显著出血（须行低血压麻醉，收缩压维持在80 mmHg左右，可明显减少出血），前方使用内固定材料时，须X线透视下拧入椎体螺钉，螺钉须通过对侧骨皮质。

5 切除损伤椎体

　　由椎弓根基底部用骨刀截骨（**图8**），然后用宽骨刀纵切椎体后方1/3。首先将前方骨折片取出（**图9**），残留的后1/3椎体用刮匙刮出（较椎弓根容易切断）。从切断的椎弓根部位插入刮匙刮出椎管内骨折片，取出残留骨折片后，可见硬膜受压解除，恢复膨隆（**图10**）。新鲜骨折时出血较多，取出骨折片后，局部填充压迫止血。

　　陈旧性骨折时，后方骨折片和硬膜粘连，须仔细进行剥离，必要时可用磨钻。如果取出困难，可残留少量漂浮骨折片。

图8 切除椎间盘和椎弓根基底部截骨

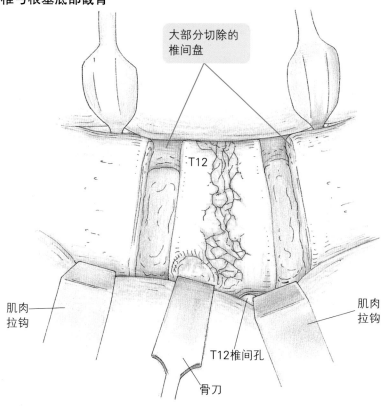

手术技巧及注意事项 ·······························

（1）新鲜骨折病例，取出骨折片时常伴随较多出血。此外，和椎间盘相连的骨折片和后纵韧带、纤维环牢固连接，陷入椎管，常常取出困难。首先须彻底切除椎间盘，如需行前路内固定应先拧入螺钉。椎体后方静脉丛易于出血，因此应先取出前方骨折片，全部准备完毕后，再取出后方骨折片。此外，过度的椎体撑开也会导致椎间静脉丛出血，应注意。

（2）为减少出血，取出骨折片即结束手术为好。假关节病例几乎没有出血。骨折片和硬膜粘连情况较多，取出后方骨折片时须小心操作。

难点解析

取出后方骨折片时出血！

先用双极电凝止血，凝血海绵填充压迫止血。插入钛笼时椎间撑开也易导致出血，钛笼和硬膜间可注入止血凝胶止血。

图9 切除前方部分椎体

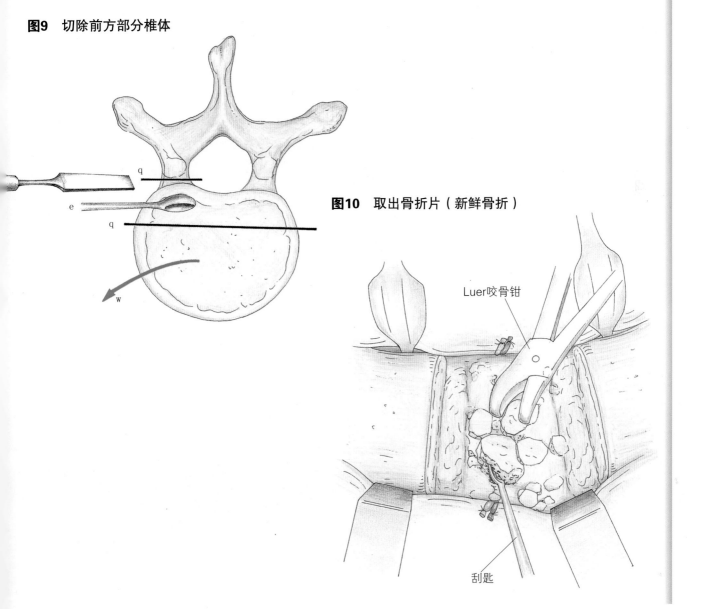

图10 取出骨折片（新鲜骨折）

Luer咬骨钳

刮匙

6 植入髂骨或钛笼（前柱重建）

撑开椎间隙，把钛笼或者髂骨块植入其中（**图11**①），前方植入细长条肋骨或者自体椎体骨粒（**图11**②）。使用内固定时，螺钉间需要轻度加压。

假关节病例常伴有骨质疏松，不能进行椎体间矫形和压缩，且自体髂骨作为前柱支撑强度不足，需用羟基磷灰石（HA）或者钛笼（**图12**）。

7 冲洗、留置引流、缝合

彻底冲洗切口，放置胸腔引流管后关胸。破裂的壁胸膜尽可能用可吸收线缝合，缝合、修复横膈膜，然后逐层关闭切口。

图11 植骨

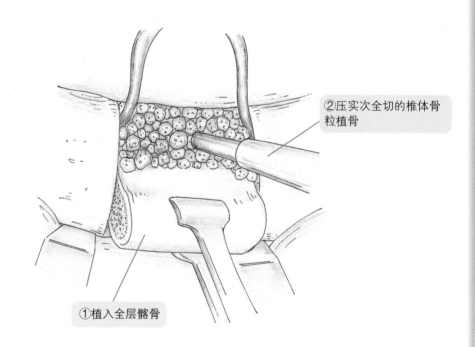

②压实次全切的椎体骨粒植骨

①植入全层髂骨

图12 伴有骨质疏松的椎体压缩病例行前柱重建

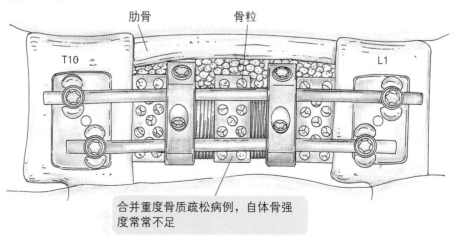

肋骨　　骨粒

T10　　　　　　　　　　　　L1

合并重度骨质疏松病例，自体骨强度常常不足

74

典型病例图像

【病例1】 适合手术（术后）
T12椎体爆裂骨折，前后路联合手术。Frankel分类C型。
ⓐ正位片。
ⓑ侧位片。

【病例2】 适合手术（术后）
T11、T12陈旧性骨折。T10～L1前路减压固定术后。
Frankel分类D型。
ⓐ正位片。
ⓑ侧位片。

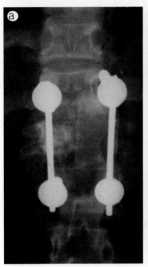 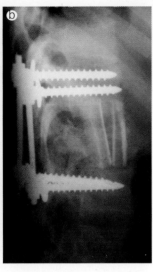 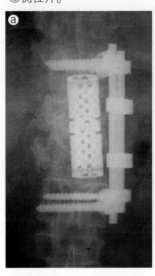 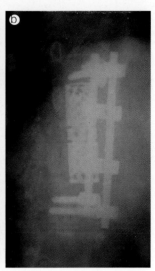

术后并发症及处理

◆ **呼吸系统并发症（肺不张、气胸、血胸、胸水）**

无论哪种呼吸系统并发症，较轻者保守治疗即可。肺不张者应经常变换体位（特别是健侧向下），鼓励患者咳嗽、深呼吸、早期起床，使用气管扩张药或祛痰药等。广泛肺不张者须行支气管镜治疗。

伴有脑脊液漏的胸水会通过胸腔引流管持续流出，应早期拔除引流管。通常，一侧胸水可能较多，当胸水达到平衡临界点时，会慢慢吸收。如影响呼吸，可行引流减压。

术后治疗

24小时胸腔引流量为100 mL者需要留置引流管。拔除引流管前先夹管，第二日X线透视后再拔除较为安全。以后尚需复查数次X线片。鼓励患者尽早进行床上功能锻炼，床上用软支具配好模型，拔除引流管即可佩戴硬支具起床活动。伴有骨质疏松的患者，需要佩戴硬支具起床活动。

● 文献

[1] Denis F. The three column spine and its significance in the classification of acute thoracolumbar spinal injuries. Spine, 1983，8：817-831.

[2] 芝 啓一郎. 脊椎脊髄損傷アドバンス. 総合せき損センターの診断と治療の最前線, 南江堂，2006, 22-30.

[3] 齊藤太一, 岩本幸英. 骨粗鬆症に伴う椎体圧潰後遅発性麻痺・前方除圧＋後方 instrumentation. 脊椎外科の手術療法, メジカルビュー社, 1999, 153-159.

下胸椎、胸腰椎移行部疾病的胸腔镜入路和保留横膈膜的胸膜外内窥镜入路

北京医院　**徐宏兵　纪泉**　译

帝京大学医学部附属医院骨科教授　**出沢　明**

手术特点

传统手术是广泛切开病变的胸腰椎（Bergman切口，典型病例详见典型病例图像ⓐ），因切口过大引起相关的并发症（approach related morbidity）较多，术后发生手术部位疼痛的病例也较多，并需要较长时间的恢复。在胸腔镜下行胸腰椎减压固定术，术野开阔，但术后留置引流管及术后的疼痛都是常见的问题。

对于胸腰椎椎体的病变，不切开膈肌从腹膜后胸膜外（retroperitoneal extrapleural）、横膈膜的外侧（extra-diaphragmatic）入路进入到椎体病变处，需要特殊的器械，目前这种专用器械已经设计出来，不需要切开并重建横膈膜，也不需要切开膈脚即可到达椎体（**图1**）。胸腰椎的前部重要结构中存在病变或椎管内有病灶时可以从前侧方直接到达病变处，T12～L3在内窥镜下经胸膜外入路不切开横膈膜的器械和手术方法均已经设计出来了（**图11**）。

手术适应证

胸椎骨折脱位、脊柱结核、脊柱周围脓肿、原发性及转移性骨肿瘤、胸椎畸形矫形、胸椎间盘突出症、后纵韧带骨化等都适用此手术。

术前再评估

- 不损伤横膈膜的胸膜外内窥镜入路。
- 确认第12肋的长度。
- 确认最大吸气相肋骨下缘的水平高度。
- 伸展位时后腋后线上第10肋下缘和椎体相交的水平高度。
- 确认胸腰椎移行部有无神经根压迫症状。
- 以上项目的评估中，若第10肋下缘贴近L1，则此手术方法难以进行L1椎体切除和侧方固定。

图1 解剖学上三种入路的比较（横膈膜横断面，传统入路、胸腔镜入路和胸膜外内窥镜入路）

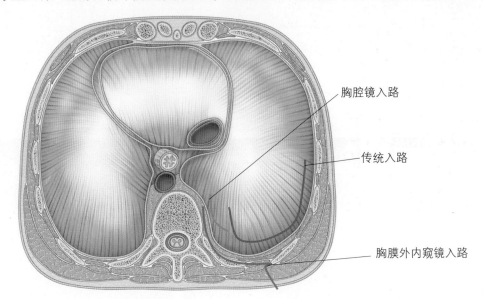

胸腔镜入路

传统入路

胸膜外内窥镜入路

手术概要

◆ 胸腔镜入路

1 肺萎陷 ————————————

2 切开胸膜 ————————————

3 切除肋骨头 ————————————

4 显露上位椎弓根 ————————————

5 确认定位椎间盘并切除 ————————————

6 切除病灶 ————————————

◆ 保留横膈膜的胸膜外入路

1 小切口 ————————————

2 切除第11肋 ————————————

3 显露椎体侧面 ————————————

典型病例图像

【病例】 切口长度

L2粉碎性骨折。
ⓐ传统切口。
ⓑ胸膜外内窥镜切口。
ⓒ胸腔镜切口。

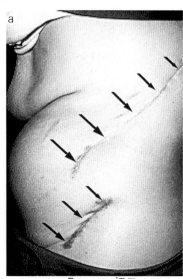

Bergman切口

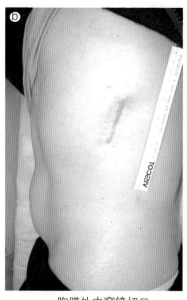

胸膜外内窥镜切口

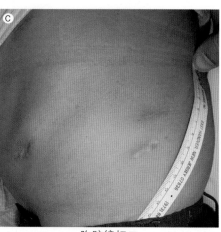

胸腔镜切口

手术方法

胸腔镜入路

原则上采用标准侧位一侧肺通气，患侧椎体置于上方（**图2**）。一般来说，术者从前方切除椎间盘或后纵韧带骨化组织时站在患者腹侧，进行内固定时站在其背侧。

1 肺萎陷

采用一侧肺通气，将另一侧肺萎陷，若要显露T12可分离或切开一部分横膈膜。

2 切开胸膜

切开胸膜处理肋间后动、静脉。

手术技巧及注意事项

一般情况下需要处理好病灶上一节段的肋间后动、静脉，左侧入路视野距离腹主动脉较近，需要注意（**图3**）。
上一节段的肋间后动、静脉与椎体平行斜向走行而非横向走行。

图2 体位

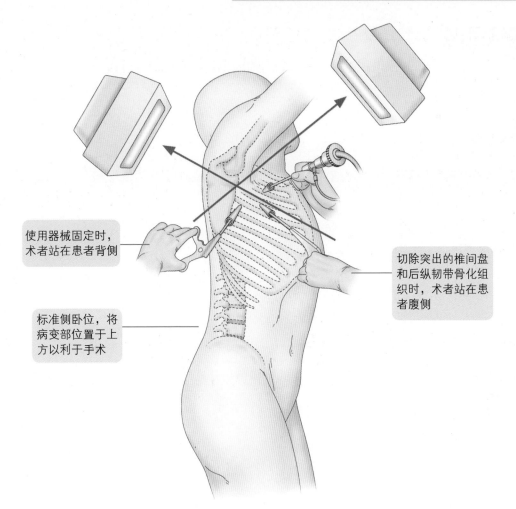

使用器械固定时，术者站在患者背侧

切除突出的椎间盘和后纵韧带骨化组织时，术者站在患者腹侧

标准侧卧位，将病变部位置于上方以利于手术

图3 胸椎入路

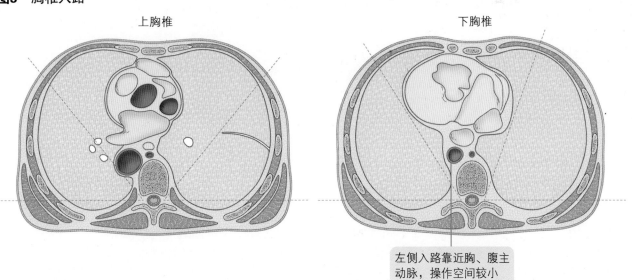

上胸椎

下胸椎

左侧入路靠近胸、腹主动脉，操作空间较小

3 切除肋骨头

将张力较大的韧带切断，用高速钻切开，用弯曲的拉钩拉起后用咬骨钳切除肋骨头（**图4**）。

4 显露上位椎弓根

显露上位椎弓根，脊髓减压的解剖标志就是椎弓根，用高速钻打薄椎弓根的尾部，再用小的Kerrison钳切除，显露脊髓的侧面。

> **难点解析**
>
> Kerrison钳不能进入！
> 　　日本人的胸椎管较窄，只有1～2 mm的Kerrison钳从侧方也难以进入时，一定不要勉强进入，可进行下一步手术操作。

5 确认定位椎间盘并切除

确认定位椎间盘并切除。从脊髓侧面显露的椎体可切开椎间盘后部的1/3，逐步显露椎间盘。

图4　切除肋骨头（左侧胸椎入路）

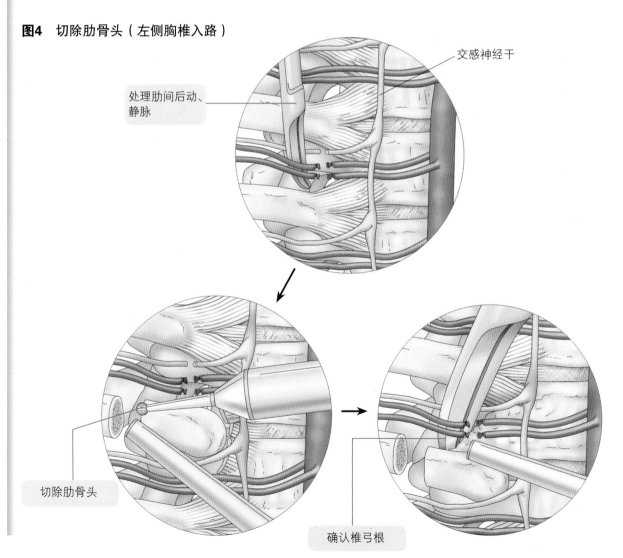

处理肋间后动、静脉

交感神经干

切除肋骨头

确认椎弓根

图5 切除病灶

在深部将病灶小心切除

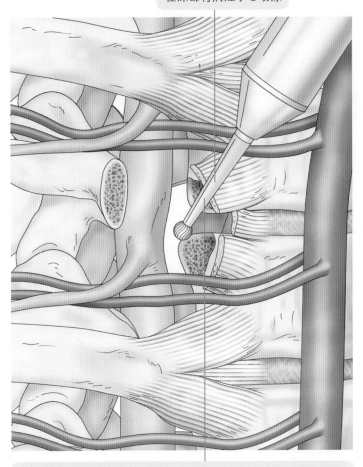

若先切除靠近入口的后纵韧带、韧带骨化组织和突出的椎间盘，
脊髓周围的脂肪组织会膨隆起来影响进一步操作

图6 触摸对侧的椎弓根确定减压范围

触摸到对侧的椎弓根即为合适的减压范围。

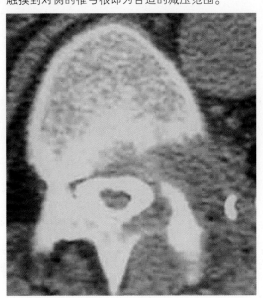

6 切除病灶

通过X线透视或导航系统谨慎地切除病灶。此时高分辨率的镜下操作非常重要。减压后神经和周围的脂肪组织会膨隆，深部脊髓的减压较困难，可将椎弓根打薄切开后从深部逐渐切除（**图5**）。触摸对侧的椎弓根决定减压范围（**图6**）。

保留横膈膜的胸膜外入路

肋骨床由骨膜、胸腔的壁胸膜和脏胸膜三层结构组成，传统方法是经过胸腔的脏胸膜和壁胸膜之间进入，剥离壁胸膜后显露手术部位。根据患者手术部位的具体情况一般显露至第11肋起始部，在稍稍高于第11肋的躯体位置下垫入方枕或调整手术床呈折刀状。

1 小切口

沿着第11肋切开5～7 cm（**图7**），根据患者具体情况可切除第12肋（避免影响从第11肋操作）。分离骨膜显露椎体，有的方法将横膈膜附着在上侧的第

图7 小切口　　　　　　　　　**图8** 切除第11肋

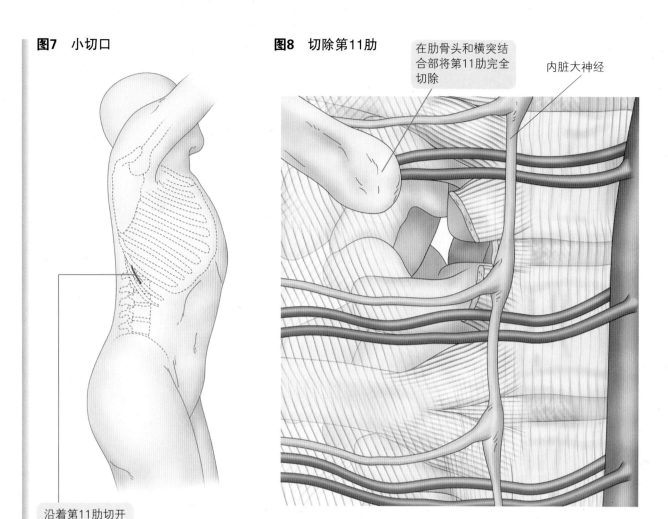

沿着第11肋切开
5~7 cm

在肋骨头和横突结合部将第11肋完全切除

内脏大神经

11肋骨膜的止点切开，但一般从第11肋开始向第12肋的方向在骨膜下将横膈膜的肋骨附着点切除。

2 切除第11肋

在肋骨床上将肋骨膜分离至肋骨头部，将第11肋在肋骨头与横突结合处（costotransverse junction）将之切除（**图8**）。

3 显露椎体侧面

显露椎体侧面，头端要在壁胸膜外谨慎剥离。从椎体附近开始，壁胸膜变得较厚，此处剥离比前方的剥离要困难一些，因此可从后方向前方显露椎体周围的组织（**图9**）。沿着肋间神经的走行显露一直到达硬膜囊的侧面，此处为减压的部位。横膈膜的后方通过外侧膈脚与L1的横突附着结合，以往的方法是切除横膈膜的外侧膈脚，本手术方法则只从横突开始剥离显露。外侧膈脚的前方是延伸至L1~L2椎体前面的内侧膈脚，内侧膈脚延伸成为夹住腰大肌的韧带（**图10**）。

因是从胸膜外腹膜后进入操作，所以不需要胸腔引流。为预防手术部位的血肿

图9 椎体周围的剥离

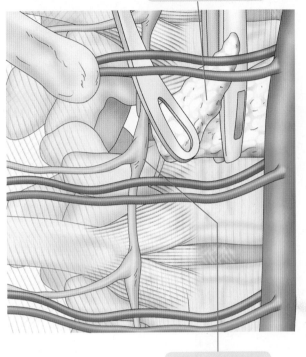

从后方向前方进行剥离，显露椎体周围的组织

显露肋间神经，可作为减压时的解剖标志

图10 胸膜外内窥镜入路从横膈膜外侧显露椎体

切除第11肋后从外侧进入由骨膜外显露椎体

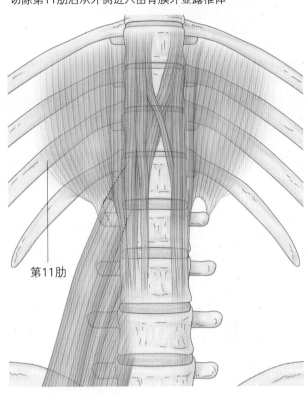

第11肋

图11 内窥镜辅助下胸腰椎前路显露器

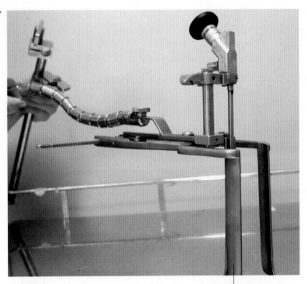

显露器

可放置引流管，但术后1～2日即可拔除。术野可显露至L3，不需要缝合横膈膜。小切口切开有限，显露视野下操作需要内窥镜下的专用器械，笔者设计了此入路使用的这套器械（**图11**）。

在内窥镜下进行减压较为安全，第10肋以上的头侧的肋骨头即为椎间盘的水平。第11、12肋位于椎体上部且为浮肋（floating ribs），因此保留一部分第11肋的肋骨头也可进行椎间盘切除操作。

典型病例图像

【病例】适合手术（术后）

内窥镜下从腹膜后测量椎间高度，椎管内减压并固定融合。
胸膜外内窥镜入路（左）：第1腰椎粉碎性骨折，37岁，女性患者，术后1个月返回鲜花店工作。
胸腔镜入路（右）：第12胸椎压缩性粉碎性骨折。伴有条索样神经压迫症状，从前路减压植入
自体髂骨用MacTL固定融合。

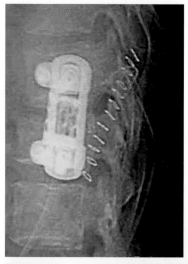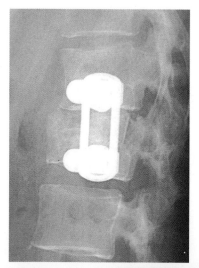

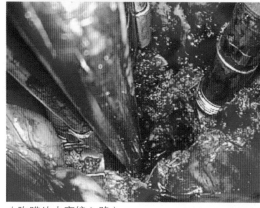

（胸膜外内窥镜入路）　　　　　（胸腔镜入路）

●文献

［1］出沢　明.胸椎椎間盤ヘルニア.脊椎内視鏡，松井宣夫，出沢 明編，メジカルビュー社，2000，50–59.

［2］出沢　明.胸腰椎病変に対する横隔膜温存内視鏡補助下胸膜外後腹膜アプローチの開発.整・災外，2007，50：444–445.

［3］Mirbaha M M. Anterior approach to the thoraco-lumbar junction of the spine by a retroperitoneal-extrapleural technique. Clin Orthop, 1973, 91：41–47.

［4］Yu X, Liang G, Chai Y. Diagnosis and treatment of spinal fractures combined with paraplegia and diaphragm injury. Chin J Traumatol, 2001, 4（3）:168–171.

［5］Khoo L T, Beisse R, Potulski M. Related articles, links abstract thoracoscopic-assisted treatment of thoracic and lumbar fractures: a series of 371 consecutive cases. Neurosurgery, 2002, 51：104–117.

［6］Beisse R, Potulski M, Temme C, et al. Related articles, endoscopically controlled division of the diaphragm：A minimally invasive approach to ventral management of thoracolumbar fractures of the spine. Unfallchirurg, 1998, 101：619–627.

［7］Huang T J, Hsu R W, Liu H P, et al. Related articles, links abstract video-assisted thoracoscopic treatment of spinal lesions in the thoracolumbar junction. Surg Endosc, 1997, 11：1189–1193.

［8］Hovorka I, de Peretti F, Damon F, et al. Videoscopic retropleural and retroperitoneal approach to the thoracolumbar junction of the spine. Rev Chir Orthop Reparatrice Appar Mot, 2001, 87(1)：73–78.

胸椎外伤

胸腔镜下胸椎前路重建术

北京医院　**徐宏兵　纪泉　译**

昭和大学医学部骨科学副教授　**平泉　裕**

手术特点

与传统方法采用开胸术或胸膜外入路不同，本手术不需要切开胸壁、切除肋骨和切开横膈膜即可进行胸椎椎体次全切除并重建。

手术适应证

手术适应证的选择很大程度上取决于术者的经验。

胸腔镜下进行胸椎前路手术少于20例的医生，安全进行脊髓前路减压会倍感困难。可先从镜下活检、镜下引流、脊柱旁肿瘤切除、椎间盘切除等比较基础的手术做起积累操作经验，逐步向椎体次全切除和前路植骨手术过渡。学习理解完本章节讲解的手术误区和难点解析等之后再尝试进行脊髓前路减压和内固定融合手术。

本手术适应证包括新鲜骨折伴脱位、爆裂骨折、骨质疏松压缩性骨折后引起的迟发性脊髓麻痹等疾病。

＊禁忌证包括重度呼吸功能障碍、一侧肺通气功能不全及胸膜粘连的患者。

术前再评估

◆ 麻醉的再评估

术前需要评估患者心肺功能。高龄患者或者轻度的呼吸功能障碍患者需要在术中每隔30分钟改为双肺通气一会儿再进行手术，若无法进行间歇的单侧肺通气，可行高频喷射通气法（high-frequency jet ventilation）。此法是在保持肺低潮气量（low tidal volume）的基础上高频度双肺通气的麻醉方法，适用于大部分的手术[2]。

术前检查肺功能，筛查有无阻塞性或限制性肺功能不全。

◆ 体位的再评估

胸腔内窥镜下手术时容易失去方向感和位置感，术前要牢固固定患者并维持好体位。患者采用标准侧卧位。

侧卧位时骨盆容易高于脊柱（尤其是女性患者）变为脊柱侧弯，可用枕头等将胸廓垫起，或者将手术床折起使脊柱呈水平位（**图1**）。

椎体次全切除时为避免切骨时发生歪斜，应将手术床与伤椎调成平直，并透视确认。

上肢取前上方上举位并保护好腋神经（**图1**）。

难点解析

术中躯体有出现旋转的风险！

术中术者精力全部集中于手术部位经常会忽视躯体的旋转，一般容易发生后倾旋转，若在此体位下继续进行椎体切除，不慎脱落手术器械时容易引起脊髓损伤。所以，即便比较麻烦，术者也要在术中定期使用C型臂透视，反复确认有无脊柱旋转（图1-1）。透视下完全侧位像上两侧的椎弓根完全重叠一致，椎体后缘平滑清晰方可确认为标准侧卧位。

注意勿压迫患者上肢！

内窥镜下很少有机会从外面观察到患者，加之脚下较多的数据线和器械操作装置等使术者等站立空间局限，术者或助手会在无意识中把患者前上举的上肢作为支点，从而引起上肢的神经损伤和血运障碍。所以，术者必须经常注意患者周围的环境状况。

图1 体位

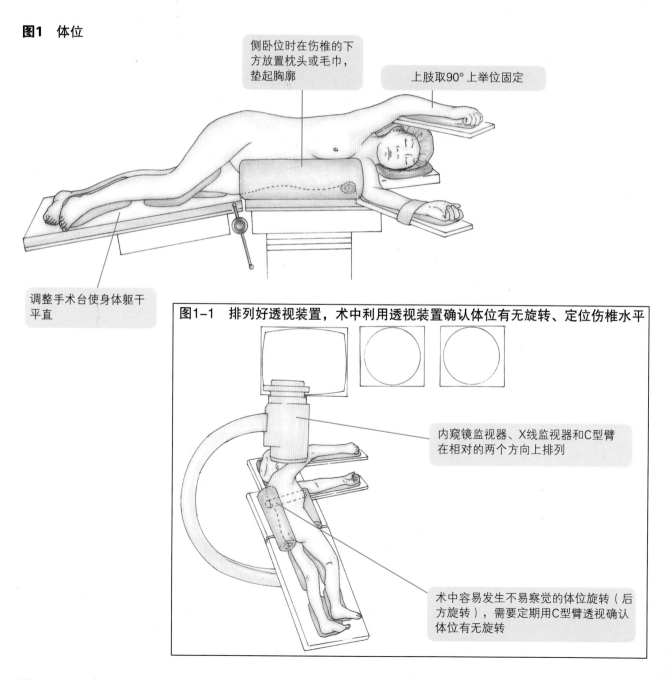

侧卧位时在伤椎的下方放置枕头或毛巾，垫起胸廓

上肢取90°上举位固定

调整手术台使身体躯干平直

图1-1 排列好透视装置，术中利用透视装置确认体位有无旋转、定位伤椎水平

内窥镜监视器、X线监视器和C型臂在相对的两个方向上排列

术中容易发生不易察觉的体位旋转（后方旋转），需要定期用C型臂透视确认体位有无旋转

◆ 工作通道（"L"形通道）设计的再检查评估

工作通道设计对于手术成功与否非常关键，X线透视下确认肋间隙、伤椎和椎间盘，并在其体表投影位置标记画出，由此设计工作通道。

（1）第一通道：椎体次全切除时，透视找到伤椎上方与腋中线交互点的肋间作为工作通道，并在皮肤上做出标记。

（2）第二通道（内窥镜工作通道）：插入内窥镜的工作通道，一般选在第5或第6肋间的腋中线上。

（3）第三通道：插入吸引器和剥离子的工作通道，一般选在距离第一通道5 cm（或两个肋间）以上的位置。

以上三个工作通道连接后呈"L"形（**图2**、图2-1、图2-2）。

图2 下位胸椎工作通道的建立（"L"形通道）

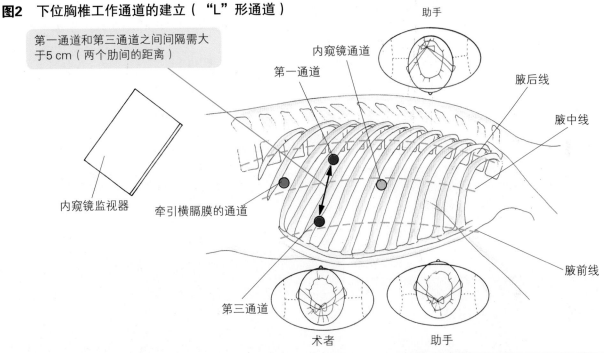

图2-1 上胸椎工作通道的建立（"L"形通道）

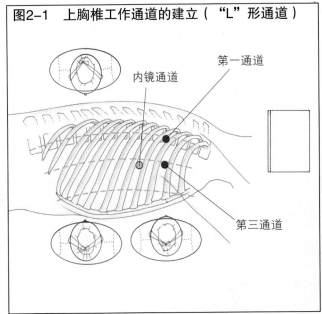

图2-2 中胸椎工作通道的建立（"L"形通道）

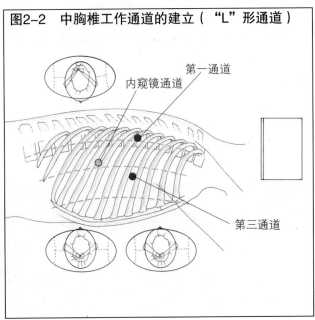

术前根据X线片找出伤椎和椎间盘与入路垂直的最合适的肋间隙。

难点解析

手术器械和内窥镜有损坏的危险！

每个工作通道距离在5 cm以内，操作时，插入的手术器械的头端容易过近，发生碰撞损坏。所以，工作通道距离5 cm以上非常重要。内窥镜的头部紧邻心脏，一定不能用手术器械接触此处。用30°斜面镜头离开术野一定距离进行操作。

肋骨骨折和肋间神经的损伤！

工作通道设置在两肋之间的间隙，器械操作时对毗邻的肋骨产生较大的应力，有时可引起肋骨骨折或肋间神经痛。将工作通道的间隔设置在两肋间以上，使用软性工作通道套管可避免此损伤（**图3a**）。

图3 需要准备的手术器械

a.软性工作通道套管。
b.硬性工作通道套管。
c.各种骨刀。
d.各种髓核钳。
e.超声刀。
f.各种钳子，切开胸膜时使用。

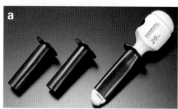

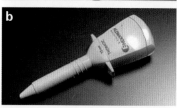

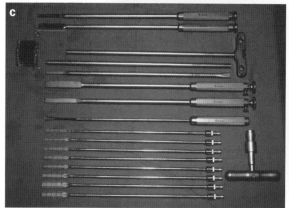

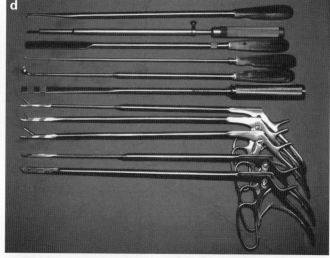

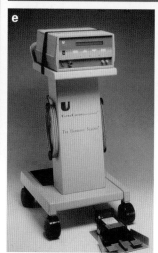

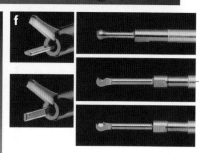

切开胸膜时使用的钳子

◆ **手术器械的再检查**

胸腔镜下手术是利用一个7 mm或15 mm的工作通道，通过一个长约20 cm的操作杆进行操作，需要预先检查胸腔镜的工作通道套管与手术器械之间是否存在不匹配，并要检查气动磨钻和超声刀等手术器械是否合适（**图3**）。

手术时间较长时可能需要切开手术，需要提前准备开胸器械。

◆ **手术器械配置的再检查**

椎体次全切除和脊髓减压时，术者一般站在患者前方，助手站在患者后方，术前应将内窥镜监视器和透视机的监视器从头侧向尾侧按顺序排列好（**图1-1**）。

> **手术技巧及注意事项**
>
> 若病灶位于下胸椎，操控内窥镜的助手立于患者头侧，面向尾侧操作内窥镜，将内窥镜的监视器放置于患者尾侧。
>
> 伤椎位于上胸椎时，内窥镜助手立于患者尾侧，面向头侧操作内窥镜，将内窥镜的监视器放置于患者头侧。

> **难点解析**
>
> **镜像图像下操作非常危险!**
>
> 以术者为中心，把内窥镜的监视器置于患者后方，助手用的另一台监视器置于患者前方，这时候的图像虽然最容易为术者明白理解，但对助手而言此图像为镜像图像，容易出现操作失误，因此不可采用镜像图像。
>
> 把内窥镜的监视器放置到对面（从患者头侧到尾侧顺序排列），术者和助手双方看到的都是90°旋转的图像，相互习惯后操作比较安全[3]。

手术概要

1 建立工作通道（插入套管）

2 观察胸腔内解剖结构

3 显露伤椎

4 切除邻近的椎间盘

5 切除椎体，准备植骨床　难点

6 切开椎管（脊髓减压）　难点

7 椎体重建（植骨）

8 脊柱内固定（必要时）

9 冲洗胸腔和肺的再通气

典型病例图像

【病例】**适合手术（术前）**

63岁，女性患者。T12压缩骨折后假关节形成。
ⓐX线侧位片。
ⓑMRI T1加权像。
ⓒMRI T2加权像。
ⓓCT水平横断面。
ⓔCT矢状位像。

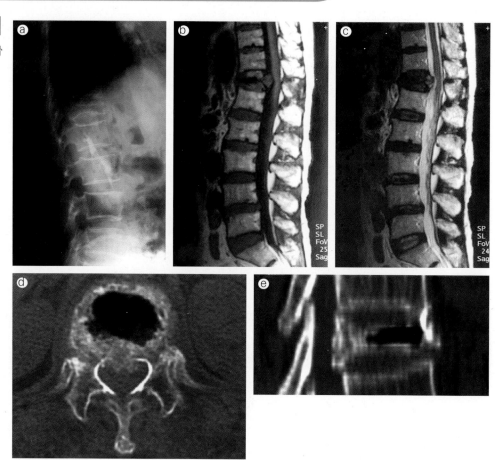

手术方法

1 建立工作通道（插入套管）

先建立好内窥镜的通道。在腋前线上第5和第6肋间切开皮肤，切口与工作通道套管的直径相近（约7 mm）（**图4**）。

用钝头的莫氏钳进入肋间肌分离，感觉到胸膜的阻抗后小心穿刺进入胸腔（**图5**），沿此切口插入软性工作通道套管（图5-1、图5-2）然后建立第一和第三通道，插入胸腔镜后在内窥镜监视下插入另一个工作套管。

手术技巧及注意事项

向胸腔插入工作套管时，注意深层筋膜的阻抗和落空感，谨慎操作。插入胸腔镜后一定先探查有无胸膜粘连和肺损伤。

2 观察胸腔内解剖结构

轻轻把肺组织推向前方，在右侧胸腔内，椎体前方有奇静脉上行（图6-1），在左侧胸腔内，能见到胸主动脉的规律搏动。第1肋常有软组织覆盖难以直视，以第2肋骨头为定位标志确定伤椎，插入克氏针后透视定位（**图6**）。

图4 切口

建立内窥镜通道时，从腋前线第6肋间切开皮肤约7 mm

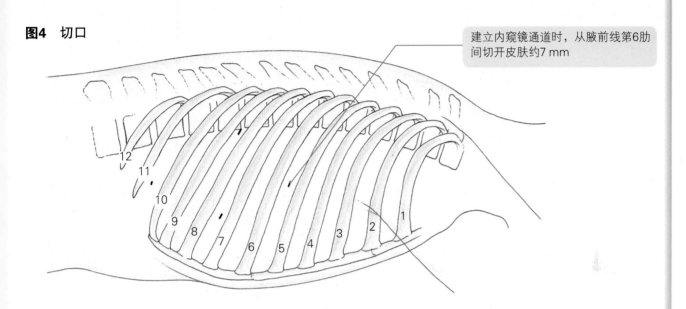

图5 建立工作通道的方法

用钝头的莫氏钳向肋间深层的筋膜进入，遇到阻力后要小心操作，确认透明的壁胸膜后再穿刺进入，注意确认有无胸膜粘连

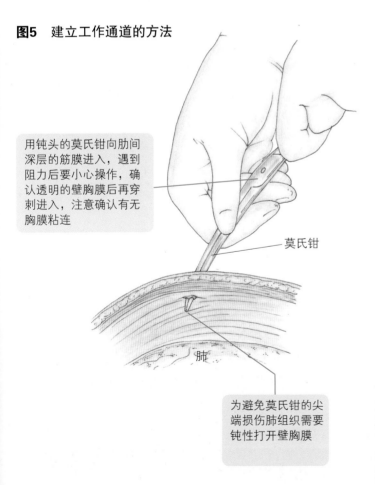

莫氏钳

肺

为避免莫氏钳的尖端损伤肺组织需要钝性打开壁胸膜

图5-1 插入软性工作通道套管

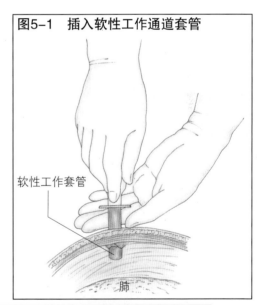

软性工作套管

肺

头
背 ↔ 腹
尾

图5-2 软性工作套管进入时内窥镜下所见

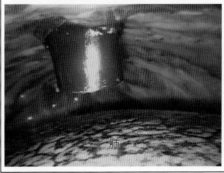

肺

3 显露伤椎

在伤椎的上部将壁胸膜用超声刀纵行切开，越过相邻椎间盘后在椎体的头侧和尾侧显露半个椎体（**图7**）。肋间动、静脉直径小于2 mm时直接用超声刀凝固处理，2 mm直径以上时可以用钛夹处理。

椎体后方1/3~1/2有肋骨头遮挡，用骨刀切除约3 cm的肋骨头，作为之后植骨用（**图8**）。

图6　确认胸腔内各解剖结构和伤椎

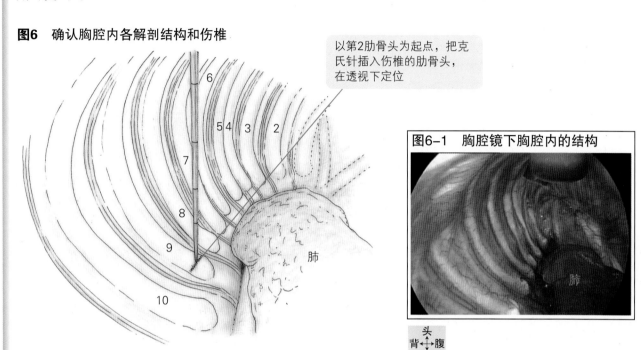

以第2肋骨头为起点，把克氏针插入伤椎的肋骨头，在透视下定位

图6-1　胸腔镜下胸腔内的结构

头
背　腹
尾

图7　显露伤椎

壁胸膜的切开范围是伤椎加上头尾侧相邻椎体各一半的长度

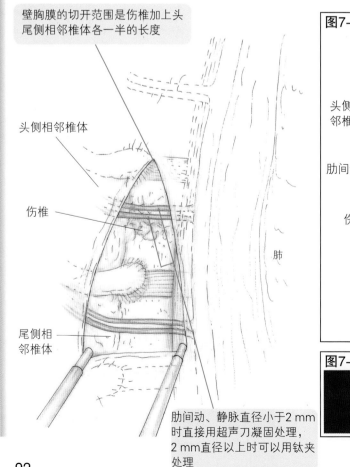

头侧相邻椎体

伤椎

尾侧相邻椎体

肋间动、静脉直径小于2 mm时直接用超声刀凝固处理，2 mm直径以上时可以用钛夹处理

图7-1　切开壁胸膜和肋间动、静脉的处理

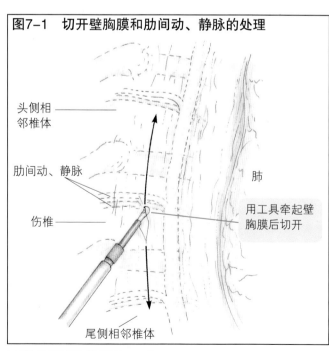

头侧相邻椎体

肋间动、静脉

伤椎

肺

用工具牵起壁胸膜后切开

尾侧相邻椎体

图7-2　切开壁胸膜使用的器械

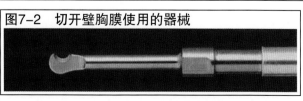

手术技巧及注意事项

（1）切开壁胸膜，先用血管钳将胸膜提起再切开（图7-1、图7-2）。直接进入椎体时一旦损伤椎体中央处横行肋间动、静脉，止血非常困难[4]。

（2）术中见到前纵韧带后要意识到奇静脉就在附近，因为器械容易滑动误伤奇静脉，故不可再向前方显露。

4 切除邻近的椎间盘

用克氏针定位标记与伤椎相邻的头尾侧的椎间盘（图9-1），沿着椎体终板用骨刀或超声刀切除椎间盘（图9-2），用Cobb骨膜剥离子剥离椎间盘的纤维环，用髓核钳取出髓核组织，切除椎间盘（**图9**）。

手术技巧及注意事项

若横膈膜影响术野的显露，可用克氏针插入伤椎下方的邻近椎体做牵开用（图9-3）。

椎间盘切除时手术器械从通道进入难以平行于椎间盘时，斜行切除会损伤椎体终板造成难以控制的出血（图9-2）增加手术难度。应先在透视下确定手术器械前端的深度和方向再进行操作[6]。

图8　切除伤椎的肋骨头

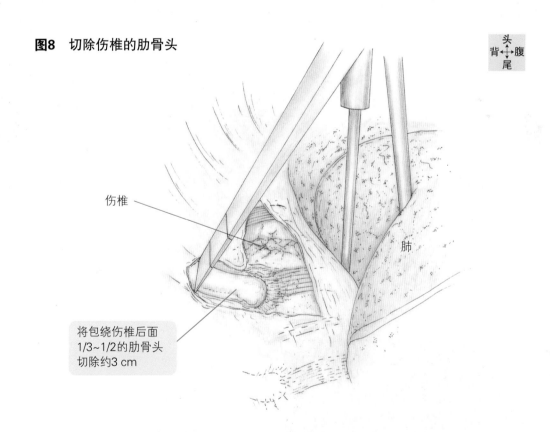

头
背 ↔ 腹
尾

伤椎

肺

将包绕伤椎后面1/3~1/2的肋骨头切除约3 cm

图9 切除邻近椎间盘组织

头
背 ↔ 腹
尾

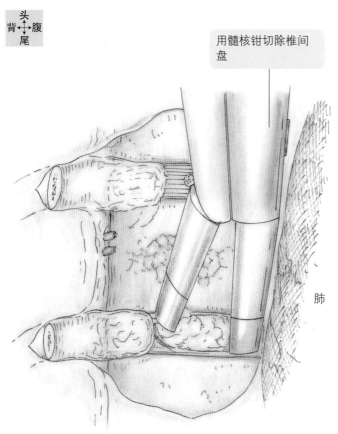

用髓核钳切除椎间盘

肺

图9-1 用克氏针定位标记邻近椎间盘

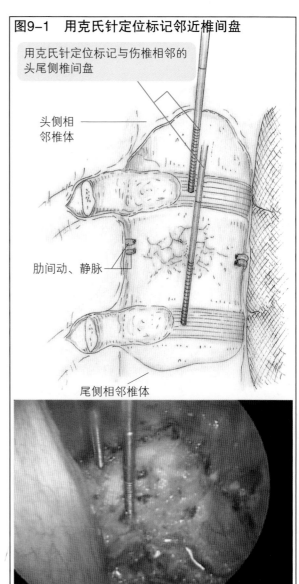

用克氏针定位标记与伤椎相邻的头尾侧椎间盘

头侧相邻椎体

肋间动、静脉

尾侧相邻椎体

图9-2 把手术器械插入椎间盘终板的方向

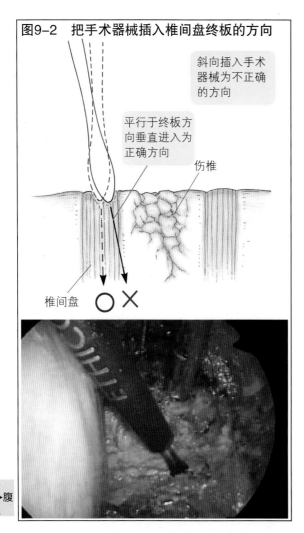

斜向插入手术器械为不正确的方向

平行于终板方向垂直进入为正确方向

伤椎

椎间盘

○ ×

头
背 ↔ 腹
尾

图9-3 显露T10时用克氏针牵开横膈膜

头
背 ↔ 腹
尾

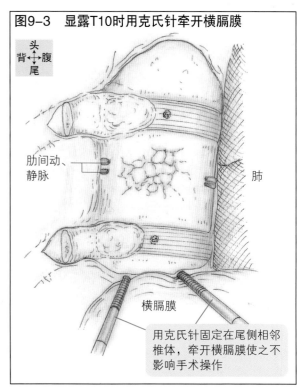

肋间动、静脉

肺

横膈膜

用克氏针固定在尾侧相邻椎体，牵开横膈膜使之不影响手术操作

5 切除椎体，准备植骨床

　　用咬骨钳或箱形骨刀等切除伤椎（**图10**、**图10-1**）。根据脊髓减压的范围确定切除范围，但要注意伤椎切除范围。若和植骨床的形状不一致，移植骨块和骨笼将难以嵌入。椎管前方减压时，要将椎弓根深度范围内的椎间盘和椎体清理彻底[7]。

手术技巧及注意事项

（1）椎体的骨松质丰富，一旦出血难以控制。操作时用骨蜡和凝血酶粉协助止血，最后嵌入移植骨块和钛笼填塞止血。
（2）在内窥镜视野下确认必要的切骨范围非常困难，切除椎体时稍有倾斜就会残留椎体组织，可在伤椎四周插入四枚克氏针作为切骨范围的标志（图10-2、图10-3）。

图10 椎体的次全切除和植骨床的准备

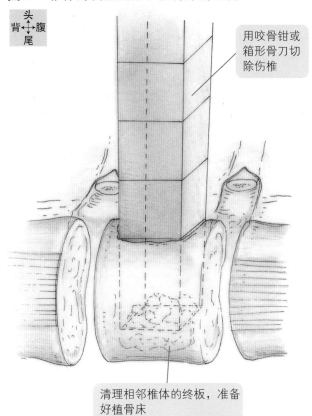

用咬骨钳或箱形骨刀切除伤椎

清理相邻椎体的终板，准备好植骨床

图10-2 植骨床的范围

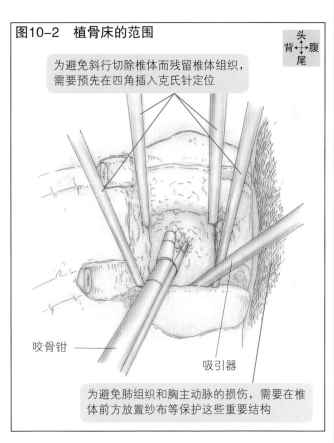

为避免斜行切除椎体而残留椎体组织，需要预先在四角插入克氏针定位

咬骨钳

吸引器

为避免肺组织和胸主动脉的损伤，需要在椎体前方放置纱布等保护这些重要结构

图10-1 内窥镜下切除椎间盘

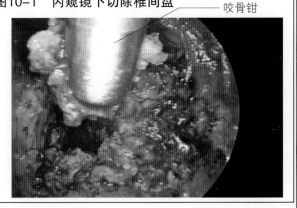

咬骨钳

图10-3 透视下确认深度
在四角插入克氏针确认深度。

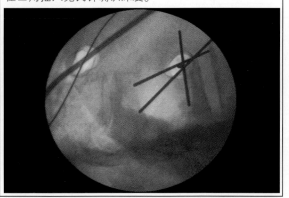

難点解析

肺和胸主动脉损伤的风险！

　　本手术中进行骨切除时使用刮匙和骨刀等锐性器械较多，不慎滑动损伤肺组织和胸主动脉的概率较大。为预防这种情况，椎体前方可预先放置纱布或纱垫（图10-2）。锐性器械操作时，把吸引器、神经剥离子等置于前方阻挡锐性器械。椎体切除范围至前1/3即可[4]。

6 切开椎管（脊髓减压）　难点

　　用锐性刮匙将残留的已经打薄的椎体后方骨皮质刮除，显露椎管。用神经剥离子或探子确认椎管减压范围是否足够，椎管内无游离骨折片时保留后纵韧带可避免硬膜外静脉丛的损伤出血（**图11**）。

手术技巧及注意事项

（1）椎体次全切除后再进行椎管减压，要先将出血止住，否则难以安全地进行椎管减压。
（2）椎管减压时要充分减压至对侧椎弓根的深度，内窥镜下经常难以确认充分的减压范围，要在透视下确认减压范围（头尾侧、宽度和深度）[7]。

图11　椎管和脊髓减压

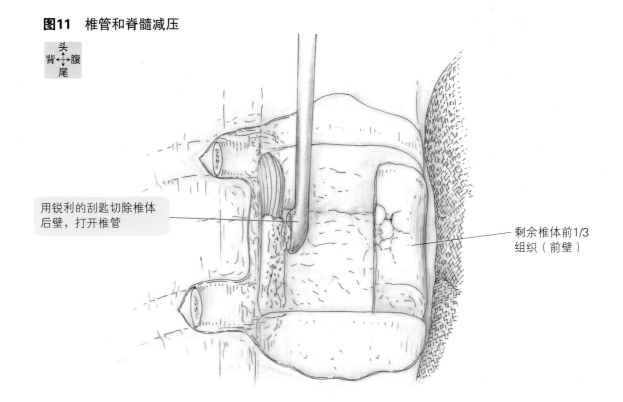

头
背 ↔ 腹
尾

用锐利的刮匙切除椎体后壁，打开椎管

剩余椎体前1/3组织（前壁）

7 椎体重建（植骨）

重建椎体前柱前需要备好植骨床，彻底清理相邻上下节段椎体的骨性终板，测量椎体空缺的高度、深度和宽度，选取合适大小的钛笼并植入骨粒。

平行于植骨床平面将钛笼和植骨粒方方正正地打入（**图12**，图12-1~3）。透视确认深度是否合适。若残留有空腔可将肋骨粒植入填充。

图12 椎体重建（植入移植骨块和钛笼）

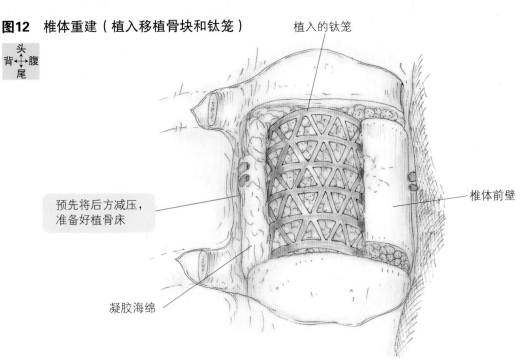

头
背 ← → 腹
尾

植入的钛笼

预先将后方减压，准备好植骨床

椎体前壁

凝胶海绵

图12-1 内窥镜下植入钛笼

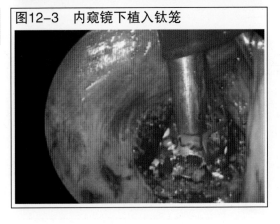

头
背 ← → 腹
尾

图12-3 内窥镜下植入钛笼

图12-2 植入钛笼的方法

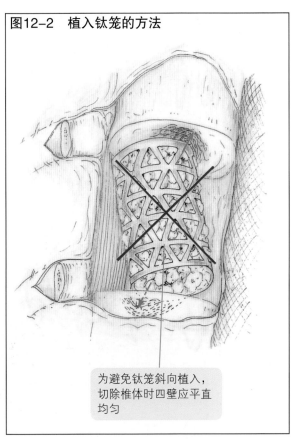

为避免钛笼斜向植入，切除椎体时四壁应平直均匀

难点解析

移植骨块或钛笼移位造成的危险!

椎体次全切除后在其植骨床上放入移植骨块,将植骨床修成与钛笼外形相匹配的形状,这是本手术成功与否的关键所在,但在内窥镜下很难正确观察到这一点。为预防术后钛笼或移植骨块的移位,需要确认以下几点:①植骨床形状为方方正正的四边形;②相邻椎体的终板清理干净;③移植骨块或钛笼的深度足够。这些都需要在透视下得到确认。

出血不止的情况!

骨创面或者椎管内静脉丛出血不止的情况下,可用凝胶海绵等材料协助止血。

8 脊柱内固定(必要时)

需要同时行脊柱内固定时,有脊柱前方或后方固定两种方法。椎体次全切除和脊髓前方减压时需要较高的手术技巧,在同一视野内前方加上固定的情况较

图13 脊柱内固定(必要时)

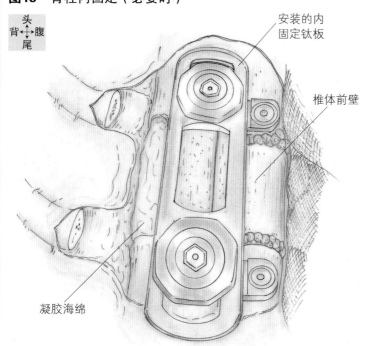

安装的内固定钛板

椎体前壁

凝胶海绵

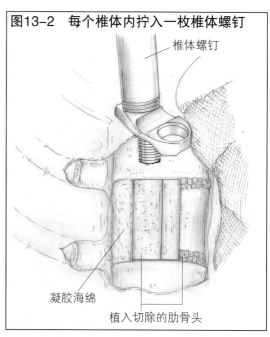

图13-2 每个椎体内拧入一枚椎体螺钉

椎体螺钉

凝胶海绵

植入切除的肋骨头

图13-3 安装钛板

凝胶海绵

椎体螺钉

钛板

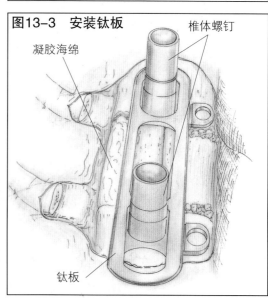

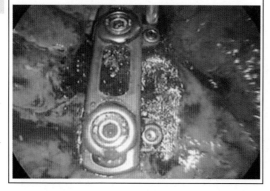

图13-1 内窥镜下安装内固定的钛板

少，只限于在胸腔镜下使用前方内固定物，使用两枚椎体螺钉固定系统可获得较好的稳定性（**图13**、图13-1～3）。

难点解析

椎体螺钉误伤的危险！
　　为预防椎体螺钉误入椎管内或损伤胸主动脉，需要从两个方向透视，确定正确的进钉方向（**图14**）。

---

9 冲洗胸腔和肺的再通气

　　手术完成后清除胸腔内的凝血块，预防胸膜粘连。术中再扩张萎陷肺时必须用内窥镜观察到肺的再扩张，肺不张时需要实施手法通气扩张。

图14 确认椎体螺钉的进钉方向
a.术后X线前后位片。椎体螺钉平行于椎体拧入。为避免误入椎管和损伤胸主动脉，术中需要两个方向透视确认。
b～d.术后CT平扫。

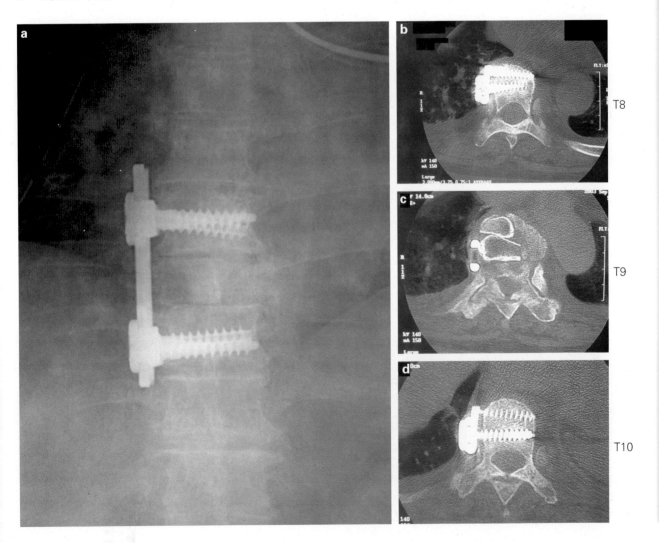

典型病例图像

【病例】 适合手术（术后）

ⓐX线前后位片。
ⓑX线侧位片。
本患者使用了后方脊柱内
固定方法。

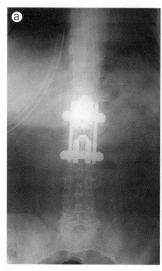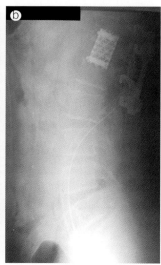

术后并发症及处理

◆ 脑脊液漏和肺不张

术后发生脑脊液漏或肺不张多采取保守治疗。

◆ 肋骨骨折或肋间神经痛

肋骨骨折或肋间神经痛一般多可自愈。

◆ 移植骨块或钛笼移位

移植骨块或钛笼移位时需要晚下床活动，或是用胸腰骶支具保护限制活动。

术后治疗

与开胸手术相比，因为对胸壁和肺组织的损伤较小，术后呼吸管理相对容易。一般在术后2～3日拔除胸腔引流管，根据术前下肢麻痹程度，若患者能行走，可在术后第二日下床行走。

● 文献

［1］平泉　裕.胸視下手術：胸椎.リスクマネジメント脊椎手術, 伊藤達雄, 米延策雄, 戸山芳昭, 南江堂, 東京, 2005, 261–273.

［2］平泉　裕, 諸岡　学, ほか.骨粗鬆症性脊椎圧迫骨折後の偽関節に対する胸腔鏡視下前方除圧固定手技.脊椎・脊髄神経手術技巧, 2002, 4：50–53.

［3］平泉　裕.整形外科最新技術：手技のポイントとコツ：胸腔鏡視下脊椎手術.新OS NOW, No.27, メジカルビュー社, 東京, 2005, 23–28.

［4］平泉　裕.胸椎側弯症に対する鏡視下手術：出血コントロールのコツ.整形外科Knack & Pitfalls, 脊椎外科の要点と盲点：胸腰椎, 芝　啓一郎編, 文光堂, 東京, 2006, 268–271.

［5］平泉　裕.胸腰椎への前方アプローチ. Useful Surgical Approach：定形からオリジナルまで.新OS NOW, No.28, メジカルビュー社, 東京, 2005, 159–169.

［6］平泉　裕.鏡視下脊椎手術の現況：胸椎側彎症の鏡視下解離術, 矯正固定術.脊椎脊髄ジャーナル, 2004, 17：627–634.

［7］平泉　裕, 古森　哲, ほか.脊椎脊髄病学　最近の進歩：胸腔鏡を使用した胸椎脊髄症に対する脊髄前方除圧術.臨床整形外科, 2006, 41：361–366.

胸椎外伤

上胸椎前路开放手术

厦门大学第一附属医院　**胡宝山　译**

岐阜大学研究生院医学系研究科骨科学临床副教授　**细江英夫**

手术适应证

　　上胸椎外伤相对罕见，而且多采用保守治疗或后路手术，采用前路手术的适应证较少。

　　因胸椎呈后凸，受伤时造成的骨折片或椎间盘等从前方压迫脊髓引起不全截瘫时需要行前路减压，这属于本手术的适应证。

手术方法

1 入路的选择

　　前路手术治疗上胸椎的入路有三种：①颈椎前方切口；②经胸骨法；③开胸法（**图1**）。

　　上胸椎（T1～T4）与食管、气管、心脏、肺组织及大血管毗邻，手术要非常谨慎，无论选择何种入路都容易引起胸导管损伤、喉返神经麻痹等并发症，需要特别注意这些解剖结构（**图1-1**）。

　　入路要根据病变的位置、范围、局部解剖（胸骨位置、脊柱曲度、主动脉弓的位置）做出选择。术前须行MRI矢状位和CT三维重建判断能否从颈椎前方切口进入切除胸锁关节[1、4]。

　　T1、T2的倾斜方向对于入路的选择也非常重要。利用MRI、CT判断胸骨上端和脊柱的位置关系，根据上胸椎椎体的倾斜方向决定入路和切口（**图2**）。

　　前方正中入路时，切除范围也是影响入路的因素之一（**图3**）。

　　传统的颈椎前方切口进入切除胸锁关节难以奏效时，可选择劈开胸骨开胸手术，需要请胸外科医生协助。

2 显露上胸椎

◆ 颈椎前方切口

　　颈椎前方切口通常从胸锁乳突肌前缘进入，显露到胸骨上缘（**图2、图3**），可利用显微镜和扩张器微创手术，根据不同情况进入胸椎。

图1 上胸椎的前路显露

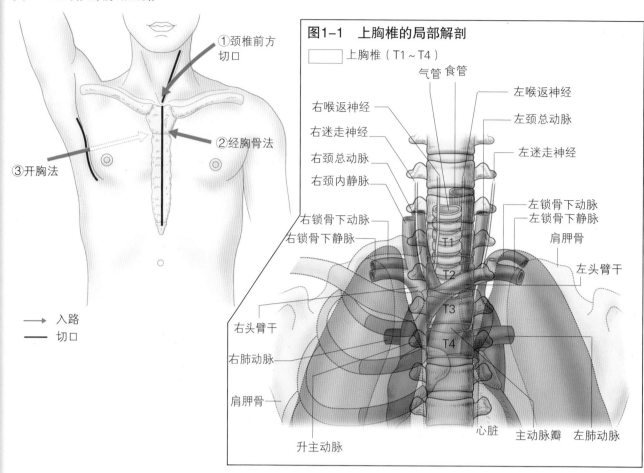

①颈椎前方切口

②经胸骨法

③开胸法

→ 入路
— 切口

图1-1 上胸椎的局部解剖

☐ 上胸椎（T1～T4）

气管 食管
左喉返神经
右喉返神经
右迷走神经
左颈总动脉
右颈总动脉
左迷走神经
右颈内静脉
左锁骨下动脉
左锁骨下静脉
右锁骨下动脉
肩胛骨
右锁骨下静脉
左头臂干
T1
T2
右头臂干
T3
右肺动脉
T4
肩胛骨
升主动脉
心脏
主动脉瓣
左肺动脉

图2 矢状位解剖

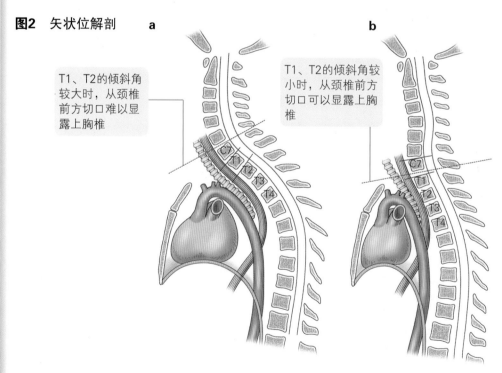

a

T1、T2的倾斜角较大时，从颈椎前方切口难以显露上胸椎

b

T1、T2的倾斜角较小时，从颈椎前方切口可以显露上胸椎

◆ 经胸骨法

劈开胸骨开胸手术的方法报道中，手术方法变化较多，全胸骨劈开需要较大的皮肤切口，方法简单，为胸外科医生最习惯的术式，安全且方便（**图4、图4-1**）。

本手术适用于至T3下缘为止的椎体正中病变的病例。

本方法可显露至T3椎体，但也有文献报道分离大血管后可显露至T4、T5椎体。

图3 切除范围和入路（颈椎前方切口）

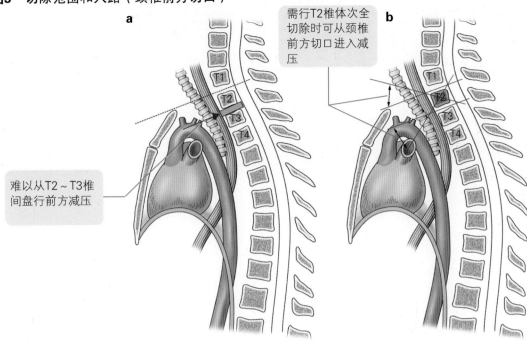

难以从T2～T3椎间盘行前方减压

需行T2椎体次全切除时可从颈椎前方切口进入减压

◆ **开胸法**

本手术适用于T3、T4椎间盘直至T4下端并且偏向左右侧的病变，从正面入路难以显露脊柱，利用开胸法可充分显露。

开胸法显露上胸椎，需要切开肩胛骨周围肌肉群，将肩胛骨向头侧牵引（高位开胸法）。胸骨劈开的方法虽有多种，但都不应损伤大血管。

胸椎后凸较大时由颈椎进入胸廓时，劈开胸骨后显露的范围也较小，而本方法相对更有效。

手术技巧及注意事项

（1）根据术前的影像学检查选择最合适的入路非常重要。

（2）选择颈椎前方切口劈开胸骨入路时，下端进入较深且有大血管毗邻，需要用撑开器。利用颈椎撑开器和压肠板牵开软组织。

（3）无论选择何种入路，因显露较深，需要准备长臂手术器械。为确保良好的术野显露，还需要准备显微镜。

难点解析

大血管的损伤！

由胸外科医生操作劈开胸骨，大血管周围的处理比较复杂（较细的血管结扎或用钛夹夹闭）。一旦损伤血管后可用手指先压住出血部位，急请胸外科医生协助止血。

硬膜外出血！

因显露较深导致使用双极电凝止血也比较困难。可用止血剂或凝胶海绵等协助止血。若难以彻底止血可关闭切口择日再做手术。

注意勿损伤食管、气管、胸导管和喉返神经！

从颈椎处显露椎体向下端分离时，显露椎体及分离需要特别注意勿损伤食管、气管、胸导管和喉返神经等重要的解剖结构。

图4　经胸骨法

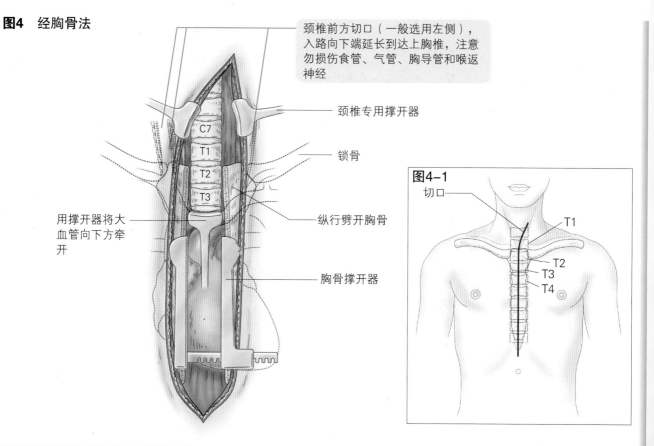

颈椎前方切口（一般选用左侧），入路向下端延长到达上胸椎，注意勿损伤食管、气管、胸导管和喉返神经

颈椎专用撑开器

锁骨

用撑开器将大血管向下方牵开

纵行劈开胸骨

胸骨撑开器

图4-1

切口

T1
T2
T3
T4

应用1：胸锁关节部分切除术 [2]

　　此入路不需要胸外科医生的协助经胸骨进入。

　　以左侧的胸锁关节为中心将胸骨柄的2/3和锁骨内侧3 cm切除，切除的骨组织作为移植骨块使用。当传统的颈椎前方入路不能充分显露椎体下端时可选用此入路。

应用2：微创开胸 [3]

　　与大切口开胸不同，像内窥镜下手术一样从胸廓外进行操作，这需要长臂的手术器械（气动磨钻和电刀等），增加了手术难度。

　　这种方法的最大优点是避免切开肩胛骨周围肌肉群，术后不影响肩关节功能。

●文献

［1］細江英夫, 清水克時, ほか. 上位胸椎に対する前方進入法. 臨整外, 2006, 41：367–373.

［2］清水克時, 安藤元郎, ほか. 胸骨鎖骨部分切除前方進入法で切除した頸胸椎砂時計腫の1例. 整形外科, 1996, 47：1710–1712.

［3］細江英夫, 清水克時. 整形外科手術進入路–私の工夫–. 胸椎に対する進入路, MB Orthop, 2004, 17：9–15.

［4］Sharan A D, Przybylski G J, et al. Approaching the upper thoracic vertebrae without sternotomy or thoracotomy：a radiographic analysis with clinical application. Spine, 2000, 25：910–916.

胸椎外伤

胸椎后路内固定术——
切除肋横突的后路固定术

北京医院　**纪泉　徐宏兵　译**

福井大学医学部器官移植医学讲座骨科学讲师　**内田研造**
福井大学医学部器官移植医学讲座骨科学　**弥山峰史**
福井大学医学部器官移植医学讲座骨科学教授　**马场久敏**

损伤特点

　　胸椎有较强壮的肌肉组织和肋弓保护，此处的损伤多为高能量损伤，在遇到胸部损伤时一定要注意有无爆裂骨折、脱位及脊髓麻痹等情况，要判断有无肋骨骨折、胸骨骨折、锁骨骨折、肺挫伤和血气胸的存在。胸椎爆裂骨折、骨折脱位的影像学诊断中亦要重视有无胸腔脏器的损伤。患者的意识、全身循环和呼吸情况要优先处理和管理，生命体征稳定后再迅速根据病情和可能的手术方式进行影像学检查（CT和MRI），检查神经损伤情况，判断有无脊髓麻痹，并根据相应诊断选择合适的手术方式。

◆ 无脊髓麻痹患者

　　多属于Denis分类（文中后述）中的A～C型损伤，这些情况下一般多无椎体终板和椎间盘的损伤，存在椎体压缩骨折和后凸畸形，用后路椎弓根螺钉固定系统（pedicle screwing, rod fixation）治疗椎体骨折能够愈合。若MRI显示有椎体终板和椎间盘损伤则需要椎间固定和椎体次全切除。后路椎弓根螺钉固定，还可能需要一期或二期前路手术。按照Denis的三柱稳定理论（Denis three-column construct），后路固定系统需要后部广泛减压，若还需要前路手术则需要坚强的后路固定和植骨。因为椎体终板和椎间盘的退变将来可能导致不稳定，没有麻痹症状可保留后部的一些结构并行内固定，可将它们和向后方突出的骨折片从前路进入进行切除。

◆ 伴脊髓麻痹患者

　　Denis分类中A～E所有的损伤类型都可能是手术适应证。Denis分类中A～C型中后柱结构未受损者，可行后路固定，必须在肋横突头切除、完全减压后再行前路重建手术。Denis分类中D、E型伴有后柱结构的爆裂骨折或骨折脱位时，先行后方减压后路固定（two or three above and below）之后再一期或二期前路重建。

胸椎、腰椎的骨折分类中最基本的是Denis分类，虽然也有其他对治疗比较有意义的分类，但基本都是沿用了Denis分类（**图1**）中的三柱理论作为手术选择的要点。**表1**中详细介绍了Denis分类与具体手术方法选择的原则。

◆ Denis分类A型

若无脊髓麻痹可行前路固定，椎体次全切除后髂骨取骨植骨并行椎体前路固定，若合用钛笼或可膨胀骨笼更好。

◆ Denis分类B型和C型

上、下椎体终板损伤和椎体骨折的情况下，若无麻痹可行前路固定或后路椎弓根钉棒系统固定，后路固定可纠正矢状位和冠状位的力线。若存在麻痹且为不全麻痹时必须从前路完全减压，之后再从后路进入进行自体骨移植椎间融合，重建脊柱的中柱。肋横突切除后进行脊髓周围减压，之后再重建前柱。

也可先行后路固定，纠正矢状位和冠状位的力线后再进行前路减压手术，笔者两种方法都使用。

图1 Denis分类

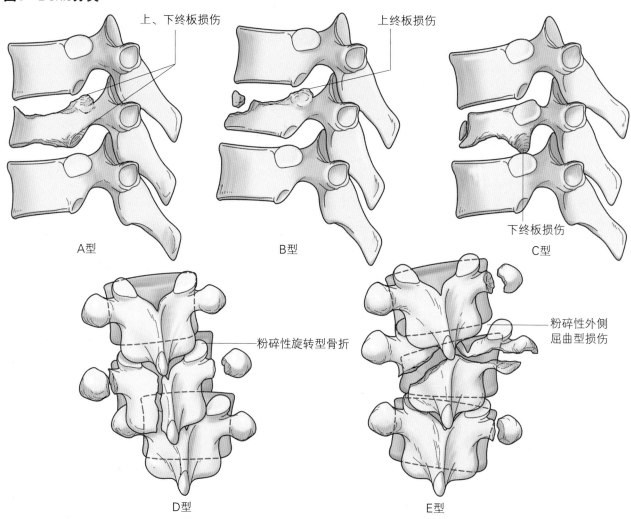

A型～C型：前柱和中柱的损伤。
D型、E型：前柱、中柱、后柱三柱损伤。

表1 Denis分类与手术方法的选择

Denis分类	前路手术	后路手术
A型	前路减压固定术（椎间盘、椎体次全切除）；前路固定器械（钢板、螺钉、移植物）	椎弓根钉棒系统、肋横突切除术（cost-transversectomy）、脊髓全周减压（circumspinal decompression）和后方固定
B型	前路减压固定术（椎间盘、椎体次全切除）；前方固定器械（钢板、螺钉、移植物）	椎弓根钉棒系统、肋横突切除术、脊髓全周减压和后方固定、后路进入前方固定
C型	前路减压固定术（椎间盘、椎体次全切除）；前路固定器械（钢板、螺钉、移植物）	椎弓根钉棒系统、肋横突切除术、脊髓全周减压和后方固定、后路进入前方固定
D型	前柱一期或二期重建	椎弓根钉棒系统、肋横突切除术、脊髓全周减压和后方固定，以上方法组合起来后方重建和前方固定合用
E型	前柱一期或二期重建	椎弓根钉棒系统、肋横突切除术、脊髓全周减压和后方固定，以上方法组合起来后方重建和前方固定合用

后路进入前方固定：从后侧方进入行椎体间融合固定的方法。
肋横突切除术：肋横突关节切除后，显露椎体、椎间盘的方法。

◆ **Denis分型D型和E型**

　　三柱全部损伤而无神经麻痹的情况也会存在。Denis分类的E型伴有椎间关节脱位，从后路进入解除小关节的交锁卡压后再行后方椎弓根螺钉固定，前路一期或二期重建。笔者主要使用Cotrel-Dubousset construct系统，前方使用 Kaneda SR系统和LIFT vertebral body和LDI系统（Medtronic Sofamore-Danek）固定。椎间多用碳纤维骨笼植骨融合。

　　根据以上原则，从有无麻痹和骨折类型考虑选择何种手术方式，前路和后路联合固定减压重建。

术前再评估

　　术前再次评估患者全身状况和麻醉、手术方法及手术器械等三大方面。

◆ **患者全身状况和麻醉的再评估**

　　伤后3日内需要严密注意血气胸、创伤性休克或低血容量性休克、血小板减少及创伤后末梢血管通透性增加的情况。伤后4~7日上述状况会改善，但此阶段第三间室（third space）的水分会回到血管，注意不能过多补液和输血，监测血常规和水、电解质的变化。手术采用俯卧位，需要与麻醉科医生紧密配合。不全麻痹或无麻痹时，为检查后方椎弓根螺钉固定系统矫正力线后对脊髓的影响，不应使用肌肉松弛剂准备唤醒试验（wake-up test）。

❖ 手术器械的再评估

撑开器（Adson类等）、气动磨钻、电动磨钻、双极电凝、术中透视（C型臂）装置等要完备。准备好后路固定需要的Cotrel-Dubousset construct系统和TSRH系统。器械名目繁多难以记忆，手术小组成员要牢记常用器械的缩略词，这样才能保证手术顺利进行达到手术艺术的水平高度。

切除肋横突行前路固定重建的情况多见。利用钛笼（Harms，Pyramesh）植入人工骨（三磷酸钙）或异体骨，前方用钢板（Kaneda SR系统、LIFT vertebral body和LDI系统[9、10]）固定重建。术前需要考虑使用几枚椎弓根螺钉固定，固定几个节段，并备齐X线片和CT影像便于术中使用。

❖ 手术中使用仪器的再评估

脊髓诱发电位测定（脊髓功能监测）[1、3]、术中CT、导航系统、自体血回收系统等都是目前手术必备的仪器。笔者一般在能进行术中CT扫描的手术室进行手术。脊髓诱发电位可进行脊髓刺激、脊髓导出（SCEPs监测）、脊髓刺激诱发肌电图测定（evoked EMG）及体感电位（SEPs）等，有助于手术安全进行。颅骨刺激肌电图因可能引起医源性癫痫（癎）故已弃之不用。笔者术中使用录像系统（Sony video system）使手术小组成员的所有人（医生、技术员等）在拧入椎弓根螺钉时都确认无误再继续操作。

> **术前评估、术式选择及注意事项**
>
> （1）根据神经麻痹和骨折类型选择手术方式。后柱结构的损伤必须从后方入路处理（定理）。前柱和中柱的损伤可从后路进入处理，虽创伤较大，破坏后柱结构，但可进行确切的前柱重建固定。
> （2）后路内固定系统可使胸椎获得稳定性，若达不到骨性愈合则很难实现真正的胸椎固定和稳定，所以常在术中用一些方法获得确切的骨性愈合。
> （3）脊髓全周减压[5、7]和脊椎全切术（total en bloc spondylectomy）[8]的一切手术技巧可以在本手术中借鉴使用，但若不熟悉这些手术操作会导致严重问题发生［包括术中意外死亡（death on the table）］。

❖ 麻醉和体位的再评估

◉ 俯卧位麻醉

胸部采用四点固定支撑，注意摆好体位后患者应能充分换气。头部用Mayfield头架三点固定，上肢随躯干顺向固定在手术台上。术中采用控制性低血压技术（收缩压控制在80～90 mmHg）。

◉ 体位

Denis分类的E型无麻痹情况下，俯卧位时应避免过度对伤椎局部加压。Denis分类的A～C型存在后凸畸形时，需要利用俯卧位纠正后凸畸形，在用X线透视定位

伤椎的同时观察后凸畸形纠正的程度。屈曲髋、膝关节约30°，这样可以使坐骨
神经松弛；双下肢大腿以下用弹性绷带包好以增加躯干的血供。

手术概要

1 准备体位

2 显露骨折脱位的伤椎及其上下2～3个椎体

3 椎弓根螺钉固定和椎板悬臂

4 后方减压和肋横突切除 难点

5 前方减压和前方固定（椎间固定、椎体次全切除）及前方结构性植骨

6 后方钉棒系统固定

7 后外侧自体骨移植

8 放置引流管并关闭切口

典型病例图像

【病例1】 适合手术（术前）

T1压缩骨折。

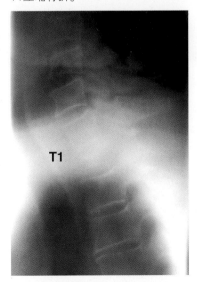

【病例2】 适合手术（术前）

T3压缩骨折。

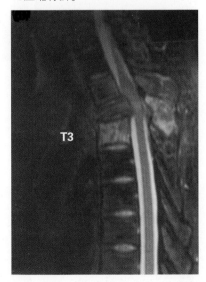

【病例3】 适合手术（术前）

17岁，男性患者。Denis分类E型，
Frankel ASIA分类E型，T9骨折伴脱
位，T9～T11的肋横突关节全部脱
位。
ⓐX线前后位片。
ⓑX线侧位片。T9相对于T10向前约
移位6 mm。
ⓒⓓ3D-CT影像。
ⓔMRI T2加权像（1.5Testa，脊髓
矢状位像无偏移）。

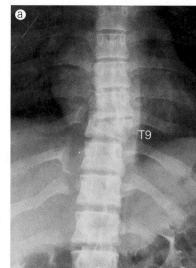
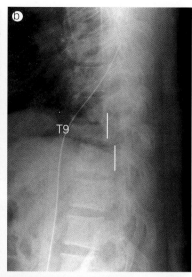

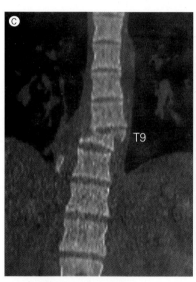
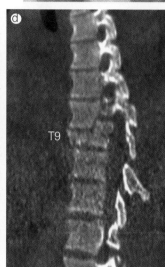
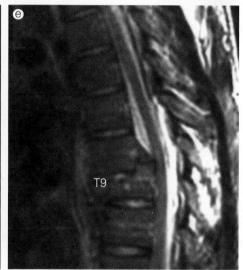

【病例4】 适合手术（术前）

45岁，男性患者。Frankel分类A型，T12爆裂骨折。
ⓐ受伤时的侧位片。
ⓑMRI T2加权像（1.5Testa，脊髓压迫明显）。
ⓒCT平扫横断面。

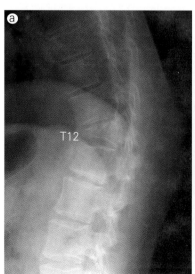
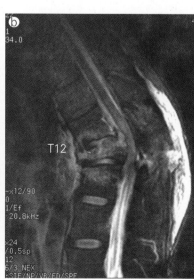
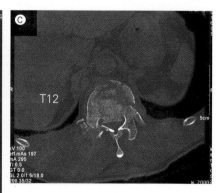

手术方法

1 准备体位

在胸部四点固定俯卧位时一定注意避免神经损伤的发生或加重，注意避免麻醉后限制了胸部运动而影响患者呼吸。摆好体位后透视正侧位观察压缩椎体复位的情况，若复位良好不可再用椎弓根螺钉过度强制矫正后凸畸形。摆放体位不能影响C型臂透视正侧位。

2 显露骨折脱位的伤椎及其上下2～3个椎体

皮下注射稀释20万倍的肾上腺素生理盐水，沿着后背正中切开，显露骨折脱位的伤椎及其上下2～3个椎体的椎板。不全麻痹或无麻痹患者此时不应用Cobb骨膜剥离子过度挤压骨折部或脱位交锁的椎间关节（locked facets），以避免加重神经损伤。处理上段至中段胸椎时因要把肋横突向后方提起，从椎间关节剥离外侧肌肉时需要注意，处理高位胸椎爆裂骨折或骨折脱位时要尽量充分看到肋横突再向外侧分离显露（**图2**）。背部肌肉剥离特别是后部软组织损伤较重时容易出血，使用Cobb骨膜剥离子要小心谨慎。在骨膜下剥离肌肉，用双极电凝止血，麻醉下采用控制性低血压技术（收缩压控制在80～90 mmHg），出血量控制在100～150 mL，完成显露。把后方的显露分为下面三部分比较容易理解。

图2 显露术野

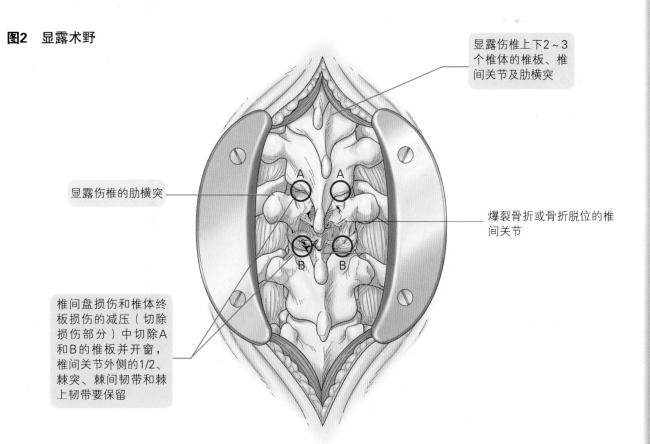

显露伤椎上下2～3个椎体的椎板、椎间关节及肋横突

显露伤椎的肋横突

爆裂骨折或骨折脱位的椎间关节

椎间盘损伤和椎体终板损伤的减压（切除损伤部分）中切除A和B的椎板并开窗，椎间关节外侧的1/2、棘突、棘间韧带和棘上韧带要保留

❖ 后柱无损伤稳定型骨折

不需要显露至肋横突，椎间关节处的椎弓根螺钉进钉点显露清楚时不需要显露肋横突，此类骨折不需要前方固定故不需要切除椎板。

❖ 后柱无损伤、前中柱损伤不稳定型骨折

三柱的前中柱损伤时，有时需要从后方行椎体前方固定，需要切除部分椎板。后方进入固定椎体前方时，若为Denis分类的B型则需要切除损伤高位的中间部分椎板，若为Denis分类的C型则需要切除远端的部分椎板，必要时可切除肋间神经后切除椎间盘和椎体终板，之后再准备植入颗粒骨（chipped, morselized bone graft）。

❖ 骨折伴脱位的不稳定型骨折

如【病例3】所示，显露外侧的肋横突关节后行前方减压，【病例3】无神经麻痹故后方显露时需要谨慎进行。

3 椎弓根螺钉固定和椎板悬臂

后方显露完成后可进行椎弓根螺钉固定。应注意胸椎的椎间关节与腰椎的解剖形态有所不同，上胸椎和下胸椎的解剖形态也有所差异，应遵循"伤椎上下两节段固定"（two above two below）的原则。椎弓根螺钉的进钉点为肋横突的起始部的中心处与下关节突的中心交叉结合部，在进钉点用气动磨钻打磨后用C型臂

图3 椎弓根螺钉固定

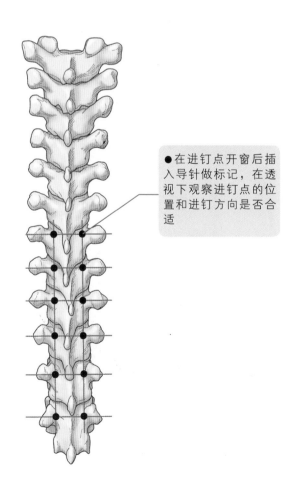

● 在进钉点开窗后插入导针做标记，在透视下观察进钉点的位置和进钉方向是否合适

透视，做好钉道（**图3**）。注意插入探子时勿损伤椎弓根皮质。胸椎与腰椎的解剖形态有所不同，前后变得细长，探子需要内倾10°以避免损伤胸主动脉。然后插入定位导针，用C型臂透视导针的位置与方向是否合适，再选择合适长度的椎弓根螺钉，按照"伤椎上下两节段固定"的原则拧入。

椎板悬臂技术有时比较有用，上下端的椎弓根螺钉和钉棒系统上用钛丝捆绑悬吊椎板有助于预防螺钉松动[2]（【病例2】）。

手术技巧及注意事项

（1）用探针或小直径的气动磨钻钻开皮质制作钉道时注意勿损伤椎弓根的内侧骨皮质。

（2）若用探针尖端盲目用力进入骨折的椎体前方或前外侧容易损伤大血管（胸椎动脉、奇静脉、半奇静脉）而导致严重后果。

（3）上下端椎体尽量用与椎体相匹配的直径较粗的椎弓根螺钉固定，之后可用横梁和悬臂加强固定。

4 后方减压和肋横突切除 难点

这个步骤对于不全麻痹患者（Frankel ASIA分类B～D型）的治疗非常重要。**图2**显示了一侧椎板切除减压的范围，外侧是椎间关节的约1/2、高度为上下椎体的椎弓根范围。

◆ 椎间关节交锁脱位

胸椎的椎间关节面略向冠状面倾斜，用气动磨钻切除上关节突的1/2～2/3后，再

图4 切除交锁脱位椎间关节的下关节突

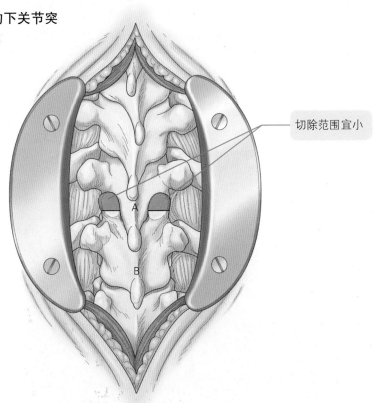

切除范围宜小

用棘突钳复位脱位的小关节（**图4**）。上关节突骑跨下关节突的半脱位（process perching）一般在摆放体位时就可得到复位。纠正脱位时使用脊髓功能监测仪更为安全。**图5**、**图6**显示椎间关节交锁脱位的情况。

◆ 椎间关节交锁骨折脱位伴椎板骨折

这种情况相当于Denis分类中的D型。即便是完全麻痹的状态经过脊髓休克期后仍可能出现麻痹情况改善（**图5**），所以处理后柱稳定结构时仍要谨慎操作。将压迫脊髓的小骨折片逐片取出，将椎管完全减压（**图7**），从椎管外侧用直角椎板钳或直角的锤骨器探查硬膜囊前方有无椎间盘或小骨折片压迫硬膜囊，若有压迫组织应全部去除。无麻痹的患者（【病例3】）可在脊髓功能监测仪的监测下行椎管全周减压，通过体位整复复位好棘突上下两端的力线。

图5 T11～T12骨折脱位患者（Frankel ASIA分类C型）交锁关节的解锁
a.术前MRI T2加权像（1.5 Tesla）。
b.确认两侧的椎间关节骑跨脱位。
c.切除下关节突后解除了交锁（本患者一期前方固定）。

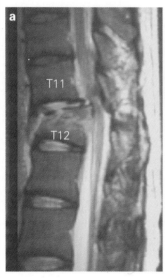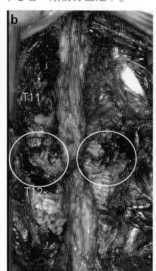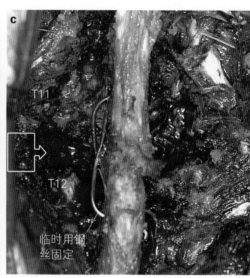

图6 T12～L1骨折脱位患者（Frankel ASIA分类A型）的交锁关节
a.术前MRI T2加权像（1.5 Tesla）。
b.两侧的下关节突完全脱位且脊髓实质明显受损。

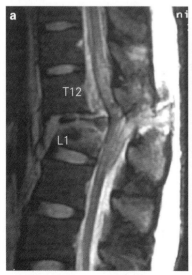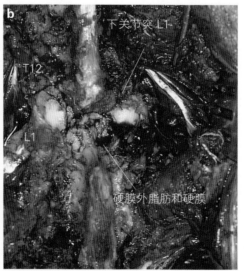

图7 Denis分类D、E型骨折的后方减压

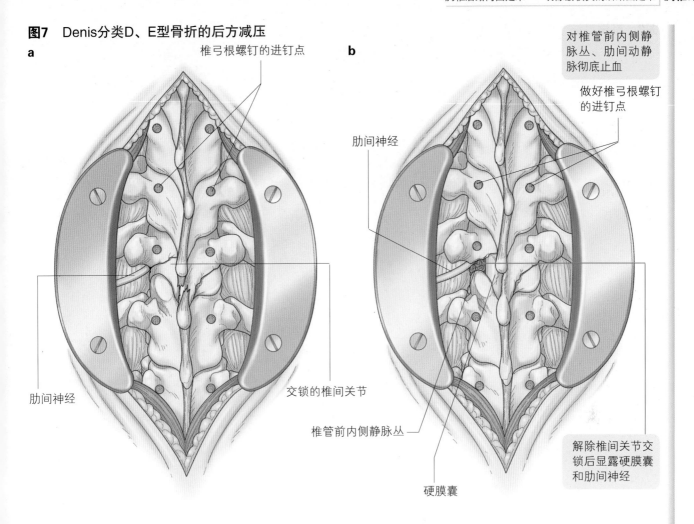

a

椎弓根螺钉的进钉点

b

对椎管前内侧静脉丛、肋间动静脉彻底止血

做好椎弓根螺钉的进钉点

肋间神经

肋间神经

交锁的椎间关节

椎管前内侧静脉丛

硬膜囊

解除椎间关节交锁后显露硬膜囊和肋间神经

手术技巧及注意事项

（1）部分切除下关节突时，用棘突钳在上下（头尾侧）方向牵引复位骨折脱位，一定要避免粗暴操作，并且要使用脊髓功能监测仪一边监测一边谨慎耐心地整复复位。

（2）脊髓麻痹仍有恢复的可能，要将椎管周围的小骨折片全部去除。

5 前方减压和前方固定（椎间固定、椎体次全切除）及前方结构性植骨

这种治疗类似于后纵韧带骨化症时椎管全周减压[5、7]的方法，因为切除了一侧或两侧的椎间关节（【病例1~3】），破坏了脊柱后柱和中柱的稳定性，因此需要重建前柱和进行后外侧的内固定（重建后柱）。用Kerrison钳或气动磨钻切除椎间关节和部分肋横突关节，定位伤椎的上下椎间盘后用髓核钳和弯骨刀切除椎间盘组织（**图8**）。

笔者一般将未受损伤的相邻椎体终板的软骨面打磨成马赛克样，这样可以预防移植骨块或骨笼等支撑物移位到椎管内。椎体间固定融合时可从后侧植入小骨粒或肋骨。使用长度15 mm的钛笼固定，并在其内填满小骨粒，在骨笼周围也要植入大量骨粒。植入骨笼后用X线透视确认位置、深度及倾斜度。

图8 钉棒系统

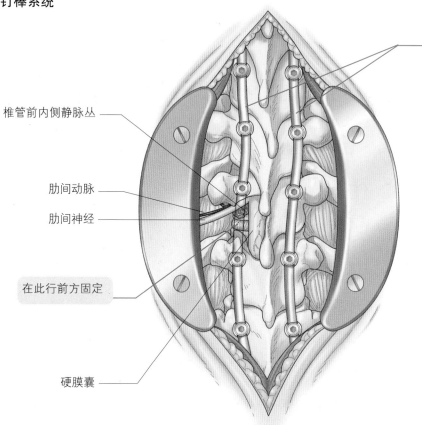

椎管前内侧静脉丛

肋间动脉

肋间神经

在此行前方固定

硬膜囊

观察矢状位和冠状位的力线再上棒固定，在硬膜前方椎体间置入骨笼

6 后方钉棒系统固定

前方操作完成后可进行后方上棒固定。要先将棒预弯成正常脊柱的弧度，无论是CD系统还是TSRH系统，其椎弓根螺钉的尾帽均有独特的设计和活动度，需要熟悉其使用、安装方法。Denis分类的D、E型骨折中骨折脱位后伴有冠状面上的力线不正（【病例3】），安装钉棒时可适当谨慎地进行体位整复纠正力线（**图9a**），同时要在C型臂透视下观察椎体间的骨笼有无移位。观察侧位像后再椎体间加压固定（**图9b**）。

图9 最终完成后路固定

a

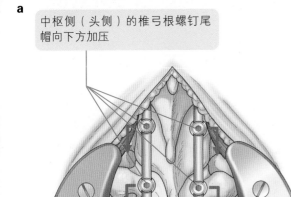

中枢侧（头侧）的椎弓根螺钉尾帽向下方加压

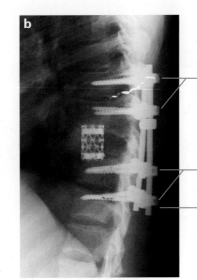

轻轻松开椎弓根螺钉尾帽，远端椎弓根螺钉加压

拧紧尾帽

为避免脱棒须将两棒向后预弯或行椎板悬臂固定

脊髓前方植入骨笼

下方的椎弓根螺钉尾帽拧紧

加压钉棒，加压椎体间的骨笼使之稳定

7 后外侧自体骨移植

　　一期行肋横突切除进行前方固定后再处理后方结构。如【病例3】所示，使用自体骨或异体骨尽可能进行后方或后外侧骨移植，以期获得永久的骨性愈合。后方的脊柱内固定物并不能作用长久，只是起到短期至中期的稳定作用，这一点需要认识清楚。

8 放置引流管并关闭切口

　　最后再用X线透视正侧位，确认骨笼的位置是否合适，钉棒的位置和弧度是否恰当，冠状面的力线是否恢复，螺母有无松动。可用椎板悬臂加强固定，然后再准备关闭切口。一般用双引流管，放置在钉棒外侧，注意与植入的碎骨粒保持距离，放置在肌肉层较为合适。逐层缝合肌肉，紧密缝合筋膜层，用钉皮器关闭切口较好。

典型病例图像

【病例1】 适合手术（术后）

T2、T3椎弓根螺钉固定，C5和C6用椎板悬臂固定。同时为避免脱棒（rolling）在最下端也用椎板悬臂固定。

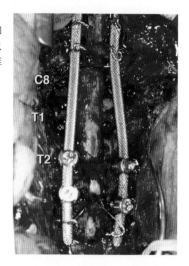

【病例2】 适合手术（术后）

脊髓全周减压后后侧方用Pyramesh固定[9、10]，之后通过后路的椎弓根螺钉加压稳定骨笼。

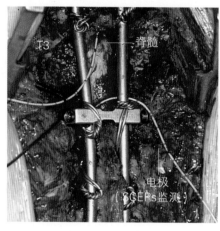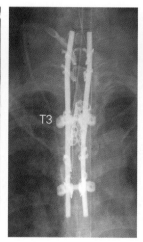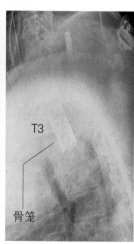

【病例3】 适合手术（术后）

ⓐⓑ术中摄片。无麻痹的骨折脱位患者显露时要小心谨慎。T9肋横突切除后从后侧方行骨笼固定融合。
ⓒⓓ术后X线片。T8～T10的后侧方实现了骨愈合。

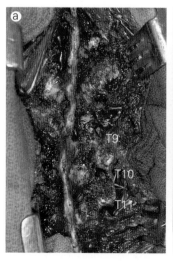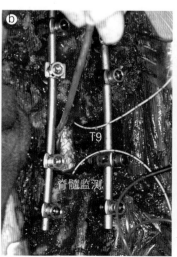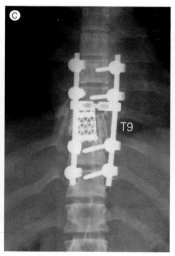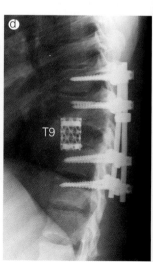

【病例4】适合手术（术后）

ⓐ术中摄像。
ⓑⓒ术后X线片。T2椎体压缩骨折复位后，力线恢复良好。从后侧将骨折片击打复位到椎体。

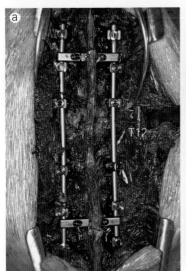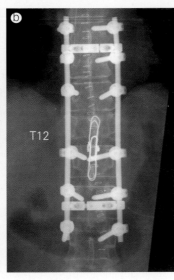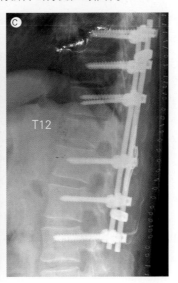

术后并发症及处理

　　术中操作时要预防术后并发症的发生，术后应密切观察有无并发症出现。

◆ 全身状况和呼吸循环系统

　　检查血常规判断失血情况，若有需要可早输血。监测血气分析保持正常的血氧饱和度、氧分压、CO_2浓度并保持正常的通气换气。术后数日内避免使用外固定以保持呼吸状态的稳定，注意有时因疼痛患者会出现低换气的情况。

　　一定要注意以下并发症。

●早期并发症

•深静脉血栓形成。

•硬膜外出血导致出血性休克和硬膜外血肿导致脊髓麻痹加重。

•脑脊液漏和切口感染、化脓性脑脊髓膜炎。

●晚期并发症

•深静脉血栓形成。

•内固定失败。

•骨笼或移植骨块移位。

•晚期化脓性脊柱炎。

术后治疗和康复

　　全身情况好转，术后2～3日可开始常规治疗。一般按照以下步骤进行治疗。

（1）下肢被动活动、主动活动。

（2）起卧位锻炼。

（3）保持站立位锻炼。

（4）佩戴外固定支具走路锻炼。

●文献

[1] Baba H, Kawahara N. Spinal cord evoked potential monitoring in orthopaedic spinal surgery. Atlas of Human Spinal Cord Evoked Potentials, Dimitrijevic MR, Halter JA, eds, Butterworth-Heinemann, Boston, Massachusetts, 1995, 123–131.

[2] Baba H, Maezawa Y, Kamitani K, et al. Osteoporotic vertebral collapse with late neurological complications. Paraplegia, 1995, 33: 281–289.

[3] Baba H, Tomita K, kawahara N, et al. Spinal cord evoked potentials in thoracic myelopathy with multisegmental vertebral involvement. Spine, 1992, 17: 1291–1295.

[4] Denis F. The three column spine and its significance in the classification of acute thoracolumbar spinal injuries. Spine, 1983, 8: 817–831.

[5] Kawahara N, Tomita K, Baba H, et al. Circumspinal decompression and correction osteotomy for angular kyphotic deformity by a single posterior approach. Spine, 2001, 26: 391–402.

[6] Timbihurira G, Nakajima H, Kokubo Y, et al. Posterior route 360° spinal stabilisation for the upper thoracic spine: a technical note. J Orthop Surg, 2007, 15: 191–196.

[7] Tomita K, Kawahara N, Baba H, et al. Circumspinal decompression for thoracic myelopathy due to combined ossification of the posterior longitudinal ligament and ligamentum flavum. Spine, 1990, 15: 1114–1120.

[8] Tomita K, Kawahara N, Baba H, et al. Total en bloc spondylectomy: a new surgical technique for primary malignant vertebral tumors. Spine, 1997, 22: 324–333.

[9] Uchida K, Kobayashi S, Nakajima H, et al. Anterior expandable strut cage replacement for osteoporotic thoracolumbar vertebral collapse. J Neurosurg Spine, 2006, 4: 454–462.

[10] Uchida K, Kobayashi S, Matsuzaki M, et al. Anterior and posterior surgery for osteoporotic vertebral collapse with neurological deficit in the thoracolumbar spine. Eur Spine J, 2006, 15: 1759–1767.

胸椎外伤
经椎弓根椎体成形术

北京医院　**纪泉　徐宏兵　译**

日本大学综合科学研究所教授　**松崎浩巳**
日本大学医学部骨科学副教授　**德桥泰明**
苑田会东京脊椎脊髓病中心主任　**星野雅洋**

骨质疏松性骨折的特点

　　骨质疏松性骨折的原因很可能并不明显，首诊时有时候并未被诊断，再次就诊时因为椎体变形明显而得到诊断。所以，高龄患者因腰痛就诊时要是有条件应在X线片基础上再做MRI检查。

◆ 骨折类型（新鲜骨折和陈旧性骨折中可能有假关节形成）（**图1**）
●压缩型
　　压缩型骨折有无变形取决于椎体前方轻度隆起的程度［椎体前缘高度/椎体后缘高度（a/p）>80%］。
●楔状（压缩）型
　　楔状（压缩）型骨折椎体前方压缩，发生楔形变（a/p<80%）。
●扁平破裂型
　　扁平破裂型骨折椎体后壁损伤，后壁呈球状隆起，有骨折片突入椎管，椎体整体呈扁平化状态。
●舌状型
　　舌状型骨折与重度的楔形变类似，椎体前方像舌一样突出至上位椎体的前下方，造成局部明显后凸畸形。
●张口型（Alligator mouth型，日本人说"谢谢"时嘴张大的口型）
　　张口型骨折椎体前壁缺损，过伸过屈位X线片上椎体形态像鳄鱼张开之口。

手术适应证

　　椎体成形术的适应证仍有争议。一般认为，腰背部疼痛持续较重且椎体变形明显是手术的适应证。若椎体变形明显后凸畸形重也可与椎弓根螺钉固定等一起合用。椎体成形术的优点是创伤小，可部分复位骨折，术后腰背部疼痛缓解明显。目前适应证又有所扩大，没有神经压迫症状的在陈旧性骨折基础上又发生新鲜骨折的患者也可应用本手术。

◆ 绝对适应证

● 形变率（a/p）在50%以上的楔形变畸形

● 椎体后壁的形变率>50%的扁平破裂型（【病例1】）

　　若有骨折片压迫神经不可应用椎体成形术。

● 扁平破裂型的假关节形成（剧痛患者）

　　单纯X线侧位片功能位可见椎体上下部产生异常活动。

◆ 相对适应证

● 压缩型骨折但变形不明显，疼痛持续存在希望早期解除痛苦恢复行走功能的患者

● 舌状型骨折与椎弓根螺钉固定合用

● 不伴有骨质疏松的新鲜椎体骨折（【病例2】）

　　在骨折的椎体内填充羟基磷灰石使椎体前方获得支撑，与其他椎弓根螺钉固定等方法合用恢复椎体高度，获得稳定性。这种情况下可行后方植骨或不植骨。若椎体变形较小，内固定牢固可不植骨，术后6个月取出内固定物，基本不影响脊柱的活动性。椎体和终板损伤较大时需要联合应用后方植骨和内固定。近期也有年轻爆裂骨折患者应用本手术的病例。

● 椎体强化（augmentation）

　　有时为预防与内固定椎体相邻椎体的骨折，安装内固定物时，在相邻椎体行椎体成形术。

◆ 有条件适应证

　　张口型骨折仅行一般椎体成形术和羟基磷灰石植骨可能较难成功。一些患者可先经椎弓根行椎体前壁骨缺损处自体骨移植，再用羟基磷灰石植骨行椎体成形术，最后用椎弓根螺钉行后方固定。

◆ 禁忌证

（1）禁止只用椎体成形术治疗张口型骨折，应联合椎弓根螺钉系统治疗。

（2）透析患者（不能形成新骨修复）。

图1　骨折分类

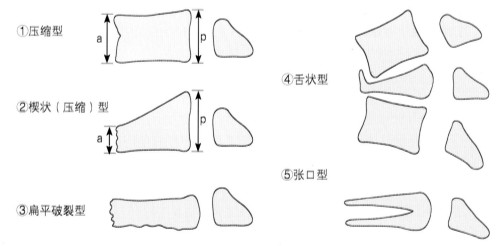

①压缩型

②楔状（压缩）型

③扁平破裂型

④舌状型

⑤张口型

术前再评估

◆ 术前计划的再评估

为评估骨折处是否存在异常活动必须摄侧位的功能位X线片。改良的方法是仰卧位时在腰背部骨折处填塞毛巾摄过伸位X线片，负荷X线片需要拍摄立位和坐位片。这样可大体评估可复位的程度，使手术容易进行。

◆ 麻醉、体位的再评估

◉ 麻醉

一般采用全身麻醉，有时也可采用椎管内麻醉，不用局部麻醉。

◉ 体位

患者俯卧于四点支撑装置上，髋关节和膝关节处于过伸位（在膝关节和小腿下方垫起稍高的支撑物）可使骨折处容易复位，确认腹部无压迫（**图2**）。

◆ 手术器械的再确认

注入羟基磷灰石使用的穿刺器：腰椎骨折使用普通型号，但胸椎节段因椎弓根直径在4 mm以下需要使用胸椎骨折专用穿刺器。术前测量椎弓根直径，准备好X线透视设备。

图2　体位的再评估

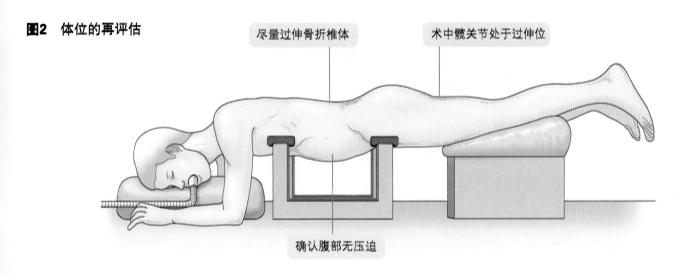

尽量过伸骨折椎体　　术中髋关节处于过伸位

确认腹部无压迫

手术概要

1 确认骨折部位

2 切开皮肤，触诊及钝性分离椎弓根

3 制作椎弓根通道

4 骨折复位

5 填充羟基磷灰石 难点

6 用羟基磷灰石填塞椎弓根通道

7 冲洗，关闭切口

典型病例图像

【病例1】适合手术（术前）

70岁，女性患者，L2和L4
扁平破裂型骨折。

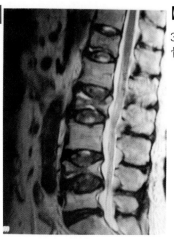

【病例2】适合手术（术前）

31岁，女性患者，L2爆裂
骨折。

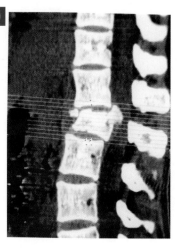

手术方法

1 确认骨折部位

在X线透视下用克氏针确认骨折处的椎弓根，特别注意避免出现对责任椎定位错误。有时邻近节段也存在陈旧性骨折，责任椎在因体位改变而复位后，可能会误认陈旧性骨折椎体为伤椎。

手术技巧及注意事项

透视影像有时显示不清，必须从骶椎开始确认正确的节段，也可从前后位的椎弓根定位确认。

2 切开皮肤，触诊及钝性分离椎弓根

棘突旁两横指宽度（约2 cm）处纵行切开皮肤（**图3**）。切开后，用电刀切开分离筋膜和肌肉组织，用手指触摸椎间小关节，但有时椎间小关节变形明显很难触诊到，触诊腰椎横突较好。由横突找到椎弓根的移行部（**图4**）。用手指行椎弓根部的钝性分离。

手术技巧及注意事项

X线透视的侧位像一般可判断椎弓根的位置，但也要注意前后位像的椎弓根位置。有时会把横突误认为椎弓造成偏内侧穿刺而引起成神经损伤，所以要注意椎弓根离棘突中心的距离。

3 制作椎弓根通道

穿刺前先用电刀将周围软组织止血，可用内窥镜系统的扩张器建立工作通道。用椎弓根螺钉时同样应用尖锥穿刺，用探子确认在椎弓根内后，逐步用4 mm、5 mm、6 mm直径的导针扩大椎弓根通道。

124

导针插入方向为内倾20°并朝向椎体中心，深度约为椎体的2/3，不可离椎体前壁太近（**图5**）。

图3 切口

棘突中心旁开两横指（约2 cm）处纵行切开皮肤

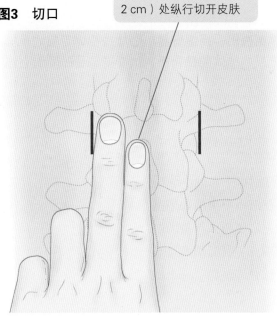

图4 椎弓根移行部的触诊

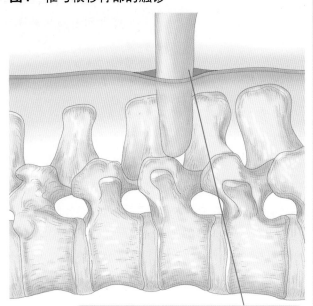

用示指从2 cm的切口进入触诊椎间小关节和横突探查进针点

图5 制作椎弓根填充通道

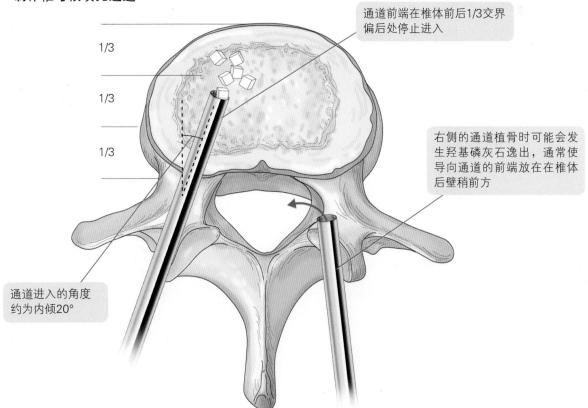

通道前端在椎体前后1/3交界偏后处停止进入

1/3

1/3

1/3

右侧的通道植骨时可能会发生羟基磷灰石逸出，通常使导向通道的前端放在在椎体后壁稍前方

通道进入的角度约为内倾20°

4 骨折复位 难点

骨折复位是利用椎体后部直至椎体中心的骨松质植入到椎体前部骨缺损处，用锤子轻轻敲击推动锤骨器前进，用手扶着慢慢向椎体前部推进。如此反复操作可重新形成椎体前部的骨壁，在复位完成时可避免羟基磷灰石逸出到椎体外（**图6**）。

手术技巧及注意事项

复位和植入羟基磷灰石时为避免逸出，用锤骨器小心敲击椎体后部的骨松质慢慢前进，用骨松质修复含骨皮质的椎体前壁骨折，这需要花费时间耐心细致操作。

5 填充羟基磷灰石 难点

在植入羟基磷灰石前一定要制作好填充的植骨空间，可用水平向的小骨撬在里面转动以制作出植骨空间（**图7**）。插入空心穿刺器后在椎体中央植入羟基磷灰石。每植入3~4块都需要用锤骨器慢慢敲击夯实。一般左右侧植入等量的羟基磷灰石。若椎体中央骨缺损严重，从缺损重的一侧向对侧填充。目测填充直至椎体后壁前方1 cm处，插入导针阻力较大时可以停止，再同样处理对侧。一个椎体植入的羟基磷灰石数量为20~40枚（年轻患者20枚以下）。

图6 植骨区准备

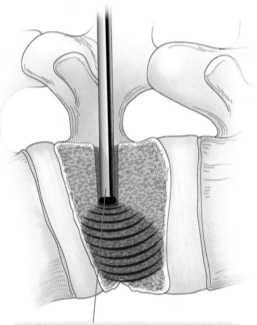

在椎体前部做出新的骨壁，把椎体后方和中心的骨松质尽量向前打压，应用锤骨器和锤子慢慢细致地反复操作，使骨折处逐渐复位

图7 填充空间的准备

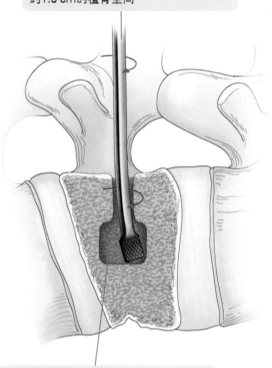

用水平向的小骨撬反复转动制作出直径约1.5 cm的植骨空间

填充羟基磷灰石的空间用水平向的小骨撬反复转动做出

（1）骨质疏松症较轻时植入羟基磷灰石会有稍大的阻力，一般在填塞植骨时用锤子敲击带套筒的锤骨器，一定注意用左手握紧外套避免其同时向前方移动。否则容易离椎体壁过近而导致羟基磷灰石逸到椎体外（**图8**）。

（2）填充骨水泥（Biopax等品牌）的技巧是制作好充分的填充空间。填充时两侧的填充孔道相通，避免产生高压导致填充物逸出。

难点解析

羟基磷灰石逸出！

逸出部位禁止再填充，在其附近处小心填充。一般有软组织等的保护即便逸出也不至于产生严重后果。若逸出到椎间隙可能会加速椎间盘的退变，一般这样患者受伤时终板损伤比较严重。

6 用羟基磷灰石填塞椎弓根通道

为避免羟基磷灰石从通道逸出，用羟基磷灰石塞子封闭通道，塞子有5 mm、7 mm、9 mm直径三种类型，测试合适的型号后，用直径0.8 mm的克氏针插入通道作为导针使用，沿着克氏针塞入塞子，直至椎弓根通道的中部。

图8 植入羟基磷灰石时锤骨器的使用

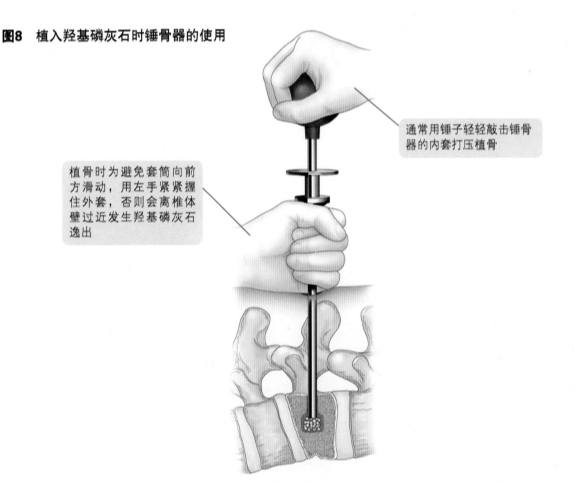

通常用锤子轻轻敲击锤骨器的内套打压植骨

植骨时为避免套筒向前方滑动，用左手紧紧握住外套，否则会离椎体壁过近发生羟基磷灰石逸出

_7_ 冲洗，关闭切口

术中基本无出血。用生理盐水冲洗筋膜、皮下组织，1~2针缝合切口。不需要引流。

典型病例图像

充分植入羟基磷灰石后骨折复位良好。

【病例1】**适合手术（术后）**
术后1年，L2和L4复位良好。

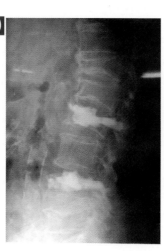

【病例2】**适合手术（术后）**
术后2年。L1和L3联合应用椎弓根螺钉固定（L1~L3后路固定，L2椎体后方突出的骨粒打入椎体内修整平齐并减压），L1~L2的椎间隙变窄，但椎体的骨折愈合已经稳定。

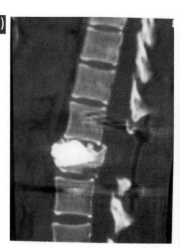

术后并发症及处理

◆ **羟基磷灰石逸出椎体、再骨折可导致疼痛持续数月**

出现羟基磷灰石逸出椎体、再骨折可联合应用脊柱后路内固定，前路重建脊柱或行脊柱短缩术采用的后路重建手术。症状重者采用后者处理。

◆ **再骨折的预防**

（1）术前椎体变形严重的患者需要联合应用内固定。若楔形骨折的形变率在50%以下，局部呈角状后凸畸形，上段椎体需要一并用椎弓根螺钉固定。植骨材料多采自椎弓骨组织，再在椎体内拧入椎弓根螺钉。

（2）骨折复位时使用锤骨器把椎体内的骨松质向椎体前部打压，需要在椎体前部做好一个结实的骨壁，用X线一边透视一边逐渐打压植骨（这项操作非常重要）。

◆ **羟基磷灰石逸入椎管**

通常情况下羟基磷灰石逸入椎管无神经压迫症状，若有症状需要从患侧的椎弓根通道取出羟基磷灰石。

图9 羟基磷灰石粒逸入椎管，此患者未出现神经压迫症状

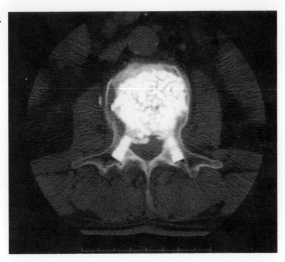

术后治疗

　　术后佩戴硬支具可以下床活动，尽可能地用支具使腰椎处于伸展位，术后次日活动，一般佩戴支具3～4个月。尽量避免举拿重物，其他无特别限制。羟基磷灰石与新生骨桥接联合强度逐渐增强，术后1～2个月骨折复位处不牢固。

●文献

[1] 松崎浩巳, 大川章裕, ほか. VertebroplastyとKyphoplastyの現状と未来. 整・災外, 2003, 46：613–619.

[2] 松崎浩巳. 骨粗鬆症性椎体骨折に対する生体材料の応用. J MIOS, 2004, 33：29–37.

[3] 松崎浩巳，星野雅洋，ほか. Transpedicular kyphoplastyによる骨粗鬆症性脊椎骨折の治療. 日整会誌, 2004, 78：243–249.

[4] 松崎浩巳. 骨粗鬆症性椎体骨折に対するHAブロックを用いた椎体形成術. 日本腰痛学会誌, 2006, 12：99–106.

[5] 武政龍一, 谷　俊一, ほか. 高齢者骨粗鬆症性椎体骨折および偽関節に対するリン酸カルシウム骨セメントを用いた椎体形成術. 骨・関節・靱帯, 2005, 18：425–434.

胸椎外伤

半开放式万向椎弓根螺钉治疗骨质疏松性脊柱骨折

北京医院　**徐宏兵** 译

金沢大学研究生院医学研究科骨科学副教授　**川原范夫**
金沢大学研究生院医学研究科骨科学教授　**富田胜郎**
金沢大学研究生院医学研究科骨科学讲师　**村上英树**

手术特点

　　骨质疏松性脊柱骨折约25°以上的角状后凸畸形可行后路椎体楔形截骨短缩术纠正生物力线，脊髓变形有可能引起脊髓麻痹，本章主要介绍半开放式（Closing-opening correction, COC）万向椎弓根螺钉治疗骨质疏松性骨折的手术方法。

手术概要

1 拧入万向椎弓根螺钉

2 脊髓减压

3 切除椎间盘

4 自体骨植骨、COC　难点

5 植骨

130

典型病例图像

【病例】适合手术（术前）

69岁，女性患者，摔倒后L1压缩骨折，采用保守治疗后骨折愈合。骨折后1年6个月时T12又发生骨折，逐渐出现脊髓麻痹症状，不能行走，膀胱功能受损。T11～L2有约38°的角状后凸畸形，T11还有轻度后滑脱。

ⓐ脊髓造影前后位像。
ⓑ脊髓造影侧位像，T12椎体骨折压迫脊髓。
ⓒ立位胸腰椎移行部侧位像。T11～L1的Cobb角为38°。责任椎虽为T12，但L1为陈旧性压缩骨折，除了后凸畸形，T11还有轻度后滑脱。

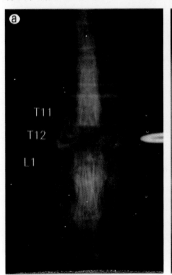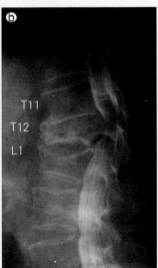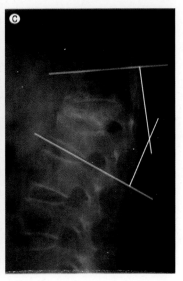

手术方法

1 拧入万向椎弓根螺钉

在伤椎的上下相邻椎体拧入万向椎弓根螺钉（**图1**）。

手术技巧及注意事项

在钉道内植入陶瓷棒（ceramic stick）可使拧入的椎弓根螺钉更为牢固。

2 脊髓减压

一侧的上下各一个相邻椎体安装临时短棒（temporary rod），暂时保持脊柱的稳定性（**图2**）。然后切除两侧的横突和椎弓根。再切除肋骨基底部，从侧面用气动磨钻直视下行脊髓腹侧减压（**图3**），行脊髓360°减压[2, 3]。

3 切除椎间盘

切除伤椎上方的椎间盘，楔形切除顶椎椎体，若伤椎下方的终板仍正常可予以保留。

图1 拧入万向椎弓根螺钉

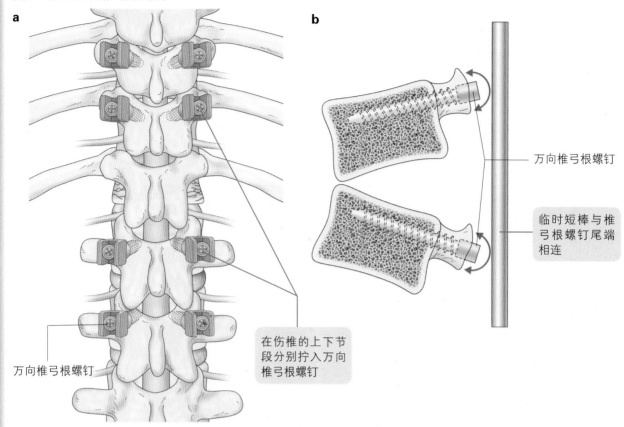

a

b

万向椎弓根螺钉

临时短棒与椎弓根螺钉尾端相连

在伤椎的上下节段分别拧入万向椎弓根螺钉

万向椎弓根螺钉

图2 术中临时短棒的安装

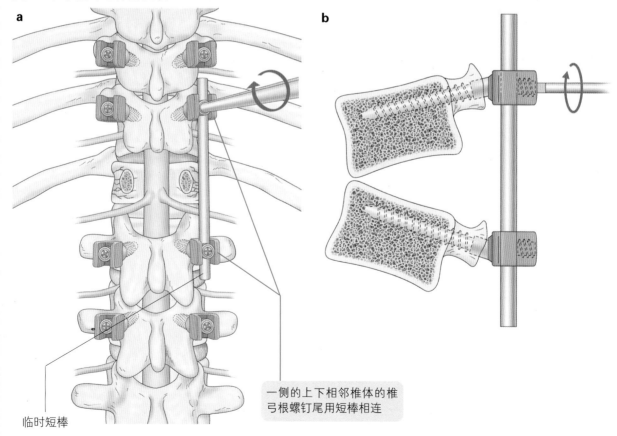

a

b

一侧的上下相邻椎体的椎弓根螺钉尾用短棒相连

临时短棒

132

图3 脊髓减压

a

b

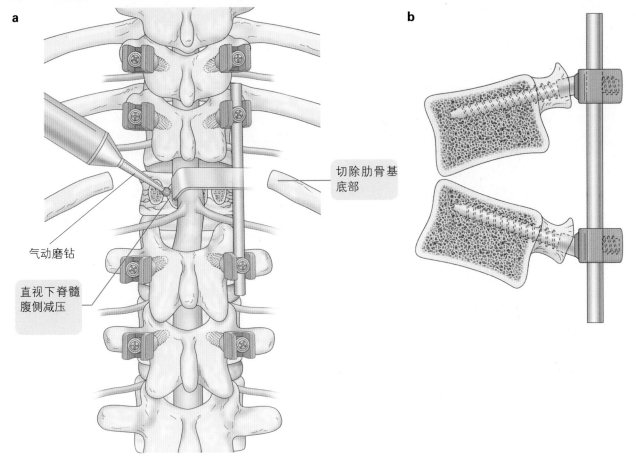

切除肋骨基底部

气动磨钻

直视下脊髓腹侧减压

4 自体骨植骨、COC

椎体间的间隙内植入自体髂骨或切除的椎弓根骨组织（**图4**）。对侧也安装临时短棒，万向钉尾和短棒暂时稍松弛连接，一边观察脊髓的情况一边用加压工具向头尾侧的椎弓根螺钉加压，纠正角状后凸畸形（**图5**）。可同时从背部体外加压辅以矫形。这就是以椎体间自体骨（支柱骨）为铰链的半开放式矫形。

图4 植入自体骨

a

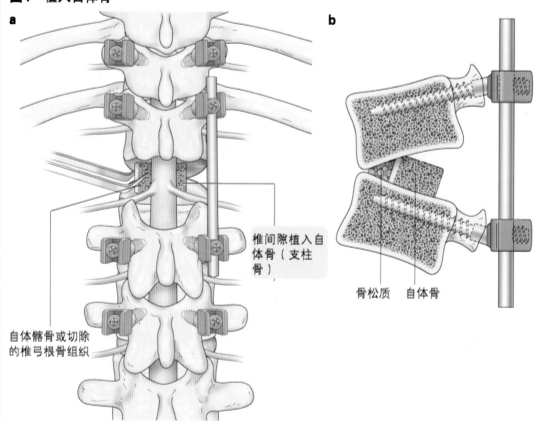

椎间隙植入自体骨（支柱骨）

自体髂骨或切除的椎弓根骨组织

b

骨松质　自体骨

图5 COC

a

椎弓根螺钉尾连接装置

自体骨（支柱骨）

头尾两侧的椎弓根螺钉和短棒的连接部分分别松弛（对侧固定后），均匀加压

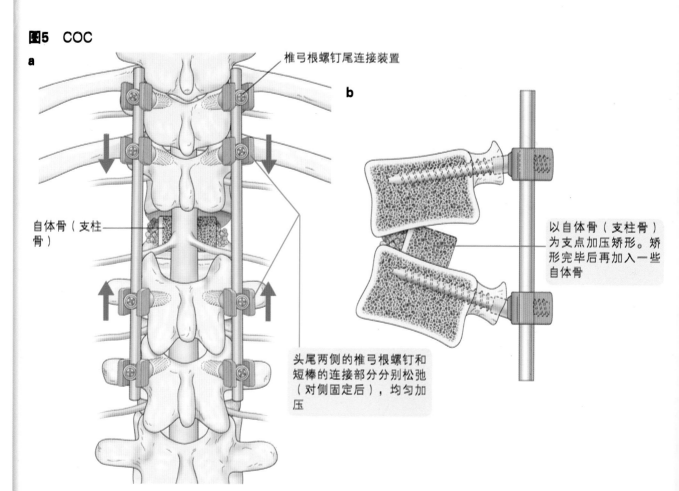

b

以自体骨（支柱骨）为支点加压矫形。矫形完毕后再加入一些自体骨

5 植骨

最后，在椎间隙内植入自体骨（**图6**）。

矫形角度范围、脊髓可耐受多大程度的椎体短缩、椎体和上方椎间盘的软组织（特别是前纵韧带）可耐受多大程度的过伸需要术中根据情况决定。若前纵韧带无骨化，弹性尚可，则延展性较好[1]。根据以上的情况决定椎体间移植骨块（支柱骨）的高度。

难点解析

难以预料的滑移！

尾侧的椎弓根螺钉尾和短棒连接固定，头侧的椎弓根螺钉和短棒则暂时稍松弛连接，两侧加压矫形时，头侧椎体的前方容易发生滑移。反之，若头侧的连接紧固，尾侧的连接松弛，则会出现尾侧的椎体前方容易发生滑移（**图7**）。也就是说，角状后凸矫形术中为避免意外的滑移，头尾侧的上下椎弓根螺钉应均匀地加压矫形。原本伴有滑移的角状后凸畸形可利用后凸畸形来纠正滑移（**图8**），即拉近的椎体稍推向前方。

图6 植入骨粒

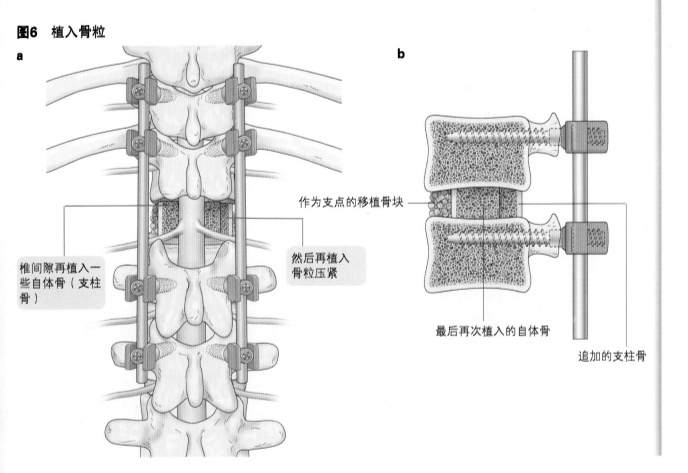

a

b

椎间隙再植入一些自体骨（支柱骨）

然后再植入骨粒压紧

作为支点的移植骨块

最后再次植入的自体骨

追加的支柱骨

图7 后凸畸形手术中意外的滑移

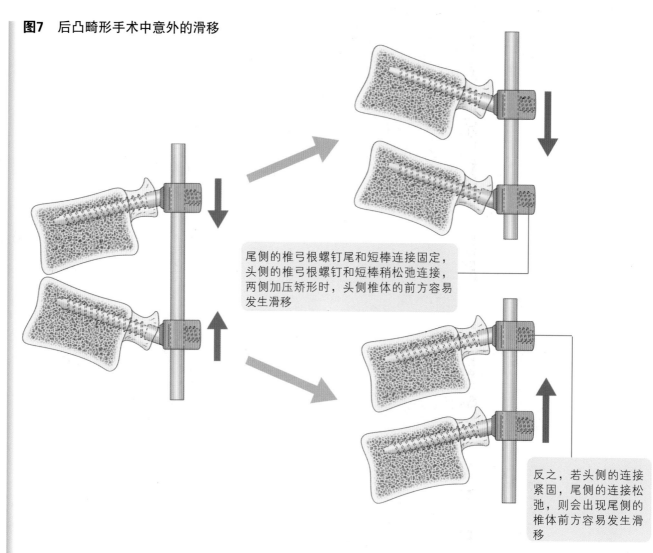

尾侧的椎弓根螺钉尾和短棒连接固定，头侧的椎弓根螺钉和短棒稍松弛连接，两侧加压矫形时，头侧椎体的前方容易发生滑移

反之，若头侧的连接紧固，尾侧的连接松弛，则会出现尾侧的椎体前方容易发生滑移

图8 矫正伴有滑移的角状后凸畸形

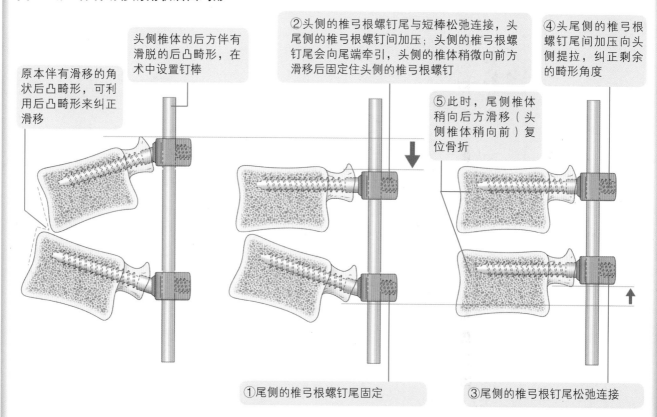

原本伴有滑移的角状后凸畸形，可利用后凸畸形来纠正滑移

头侧椎体的后方伴有滑脱的后凸畸形，在术中设置钉棒

②头侧的椎弓根螺钉尾与短棒松弛连接，头尾侧的椎弓根螺钉间加压；头侧的椎弓根螺钉尾会向尾端牵引，头侧的椎体稍微向前方滑移后固定住头侧的椎弓根螺钉

④头尾侧的椎弓根螺钉间加压向头侧提拉，纠正剩余的畸形角度

⑤此时，尾侧椎体稍向后方滑移（头侧椎体稍向前）复位骨折

①尾侧的椎弓根螺钉尾固定

③尾侧的椎弓根钉尾松弛连接

典型病例图像

【病例】适合手术（术后）

用COC手术方法治疗T12压缩骨折，T11～L2的Cobb角纠正为0°，L1的楔形变得到充分矫正。T11后滑脱也得到复位。随访5年至今，力线一直维持未变，无新发骨折。脊髓麻痹症状得到改善。

ⓐ术后X线片，T11、T12椎间盘和T12椎体头侧一半被切除，尾侧终板正常被保留，椎体间植入自体骨后行COC固定复位，T11～L1的Cobb角由38°矫正为0°，L1的楔形变被稍过度矫正一点，T11椎体后滑脱也得到复位。

ⓑ术后5年前后位片。

ⓒ术后5年侧位片，骨折完全愈合，T11~T12、L1~L2成为一体，未出现复位丢失和新的压缩骨折。

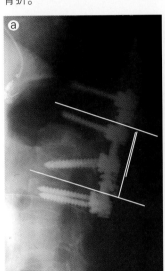
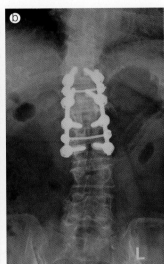
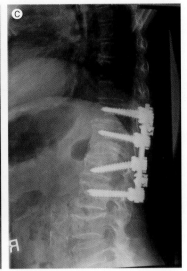

术后治疗

术后为减少骨量丢失，增加骨密度，使用双磷酸盐治疗重度骨质疏松症，积极指导患者进行站立行走功能锻炼。

●文献

［1］Kawahara N, Tomita K, Baba H, et al. Closing-opening wedge osteotomy to correct angular kyphotic deformity by a single posterior approach. Spine, 2001, 26(4): 391–402.

［2］Tomita K, Kawahara N, Baba H, et al. Total en bloc spondylectomy. Spine, 1997, 22: 324–333.

［3］Tomita K, Kawahara N, Baba H, et al. Circumspinal decompression for thoracic myelopathy due to combined ossification of the posterior longitudinal ligament and ligamentum flavum. Spine, 1990, 15: 1114–1120.

腰椎、骶椎外伤
前路减压固定术

北京医院　**徐宏兵　纪泉　译**

千叶大学研究生院医学研究院骨科学教授　**高桥和久**

手术适应证

Aihara[1]把L5的骨折脱位分为五型：

1型：一侧椎间关节脱位。

2型：两侧椎间关节脱位。

3型：一侧椎间关节脱位和对侧椎间关节骨折。

4型：L5椎体脱位伴关节突起部骨折。

5型：L5椎体脱位伴椎体和（或）椎弓根骨折。

其中2～5型治疗需要椎间固定，后路椎间融合术（posterior lumbar interbody fusion，PLIF）难度较大时可选用前路手术。

手术方法

　　腰椎前路减压固定术总体上可分为经腹膜入路和经腹膜外入路两种。经腹膜入路主要适用于L5～S1椎间融合术，经腹膜外入路主要适用于L4～L5椎间及以上节段的腰椎手术。腹腔内若可能有较多粘连需要考虑经腹膜外入路。**图1**所示为腰椎前路减压固定术相关的解剖结构。下腰椎前方主要是腹主动脉和左侧的下腔静脉，椎体前方两侧分布着交感神经干。

经腹膜入路

1 体位和切口（**图2**）

　　患者采用仰卧位，轻度屈曲髋关节和膝关节，切口位于L5～S1椎间相对应的腹正中线，由脐部以下直至耻骨联合上方。

2 显露腹膜后到椎间隙

　　经腹膜入路切开皮下组织后，确认白线的位置，由脐部开始向下切开，切

图1 腰椎前路减压固定术的解剖结构

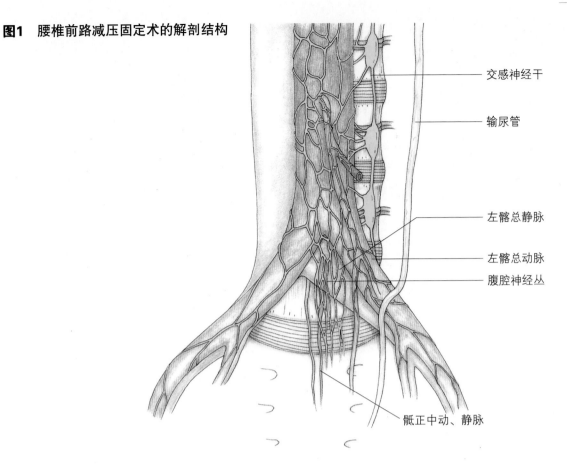

交感神经干

输尿管

左髂总静脉

左髂总动脉

腹腔神经丛

骶正中动、静脉

图2 经腹膜入路的体位（a）和切口（b）

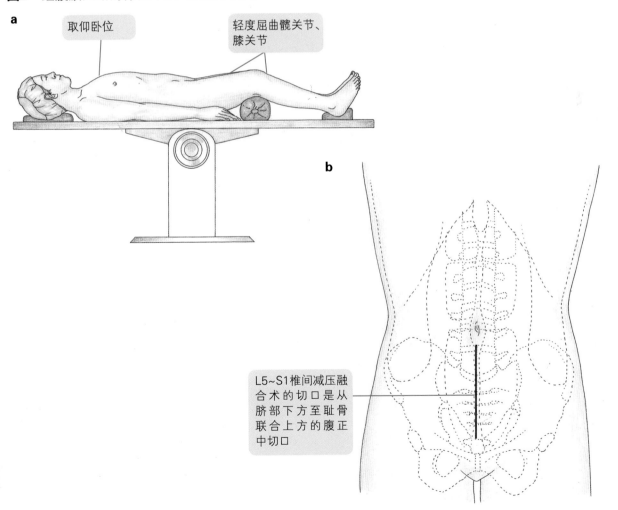

a

取仰卧位

轻度屈曲髋关节、膝关节

b

L5~S1椎间减压融合术的切口是从脐部下方至耻骨联合上方的腹正中切口

开白线后可见腹膜外的脂肪组织，分离脂肪后用镊子提起腹膜，确认未夹住肠管组织，用刀切开腹膜。切开腹膜后将手术台头侧降低，用纱垫等把小肠、结肠等肠管组织推向腹腔上部。触诊确认骶骨岬后将后方的壁腹膜切开，即进入腹膜后，气体也随之进入。一边用双极电凝止血一边钝性分离腹膜后的软组织（**图3**）。腹腔神经丛在骶骨前方呈网状分布，一旦损伤腹腔神经丛男性患者可导致逆向射精（retrograde ejaculation）。

即便谨慎分离处理腹膜后的软组织仍很难完全避免并发症，所以术前充分交代并让患者亲自在手术同意书上签名非常重要。骶正中动、静脉容易损伤出血，可在分离时在中段予以双重结扎。

图3　切开腹膜并显露L5～S1的椎间隙水平

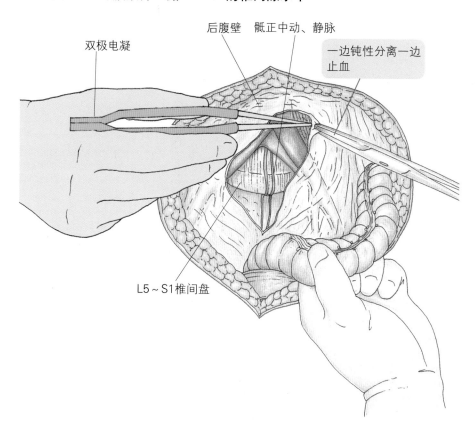

双极电凝

后腹壁　骶正中动、静脉

一边钝性分离一边止血

L5～S1椎间盘

3 切除椎间盘

用骨刀、髓核钳、刮匙等切除椎间盘。切除两侧的终板软骨时，开始可用宽1 cm的骨刀（**图4**），然后再用宽2.5～3 cm的骨刀，切除2～3 mm后会显露骨松质（**图5**）。切除的深度一般为3～3.5 cm，需要术前根据CT检查制订好术前计划。用不同型号的椎间撑开器撑开椎间隙确定前后高度和深度。

4 植骨

取自体髂骨进行植骨。取骨时要避免损伤股外侧皮神经。撑开椎间隙后在椎体前3/4部轻轻打压植骨，然后取出椎间撑开器在另一侧植入自体骨，在椎体前缘后方2～3 mm深度轻轻打压植骨（**图6**）。

图4 切除上下两侧终板间组织

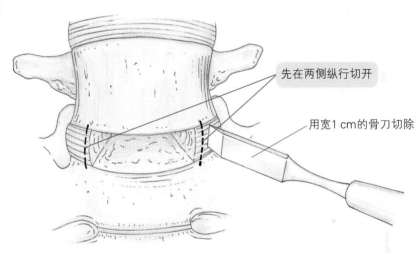

先在两侧纵行切开

用宽1 cm的骨刀切除

图5 终板软骨的切除

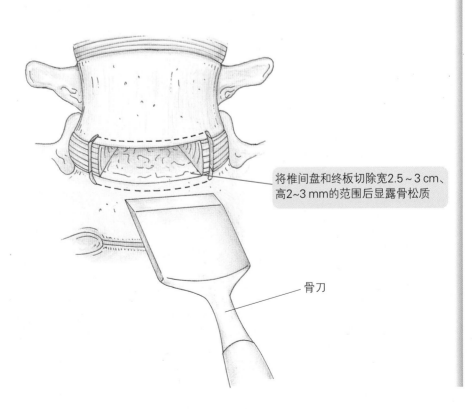

将椎间盘和终板切除宽2.5～3 cm、高2～3 mm的范围后显露骨松质

骨刀

关闭切口时为避免白线与肠管组织粘连，先用大量生理盐水冲洗切口，再用大网膜覆盖肠管。为避免腹壁切口疝，白线处的缝合间距为1 cm。

手术技巧及注意事项

关闭切口时注意避免将脂肪组织夹入切口缝合（**图7-1**）。

图6 植骨

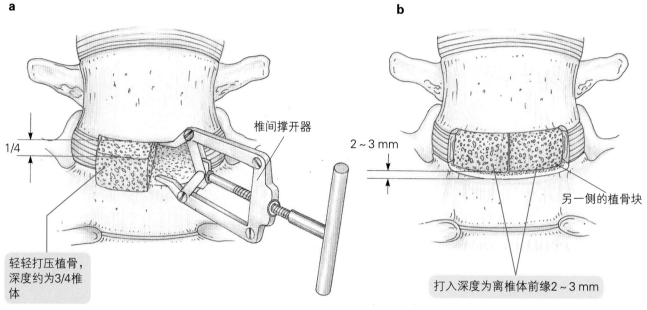

a

1/4

椎间撑开器

轻轻打压植骨，深度约为3/4椎体

b

2～3 mm

另一侧的植骨块

打入深度为离椎体前缘2～3 mm

图7 关闭切口

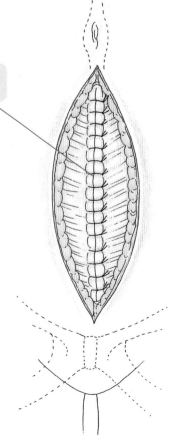

为避免腹壁切口疝，白线处的缝合间距为1cm

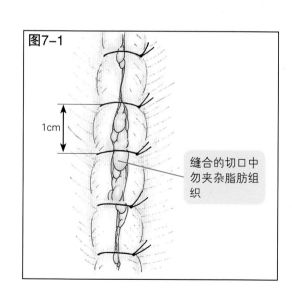

图7-1

1cm

缝合的切口中勿夹杂脂肪组织

经腹膜外入路

1 体位和切口（图8）

经腹膜外入路虽然也可采用仰卧位，但本书笔者们一般均采用身体倾斜30°右侧卧位。根据椎间隙和腹腔血管的解剖关系决定身体的倾斜角度，即椎间隙被腹腔血管广泛遮挡时需要增大倾斜角度，甚至改为侧方入路。经腹膜外入路的切口是位于左腹部的斜切口，根据MRI等检查结果，并结合脐部的位置，皮肤切口的中心在要融合的椎间隙水平（**图8-1**）。

图8 经腹膜外入路的体位

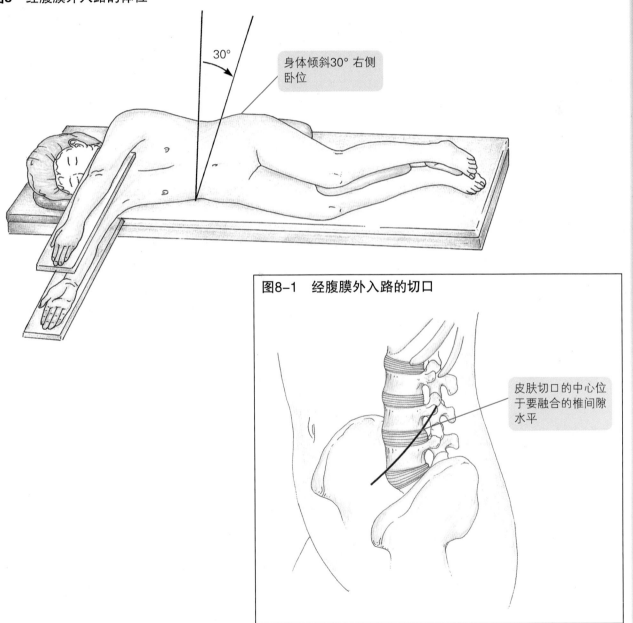

30°

身体倾斜30° 右侧卧位

图8-1 经腹膜外入路的切口

皮肤切口的中心位于要融合的椎间隙水平

2 腹膜切开

以相同的方向切开皮肤和皮下组织，并沿肌纤维切开腹外斜肌（**图9**）。切开肌肉时可用热的手术刀，可减少电刀切开引起的肌肉收缩，出血也较少。腹内斜肌需要切断，并仔细止血，而且要把切口向下方延长（**图9**）。钝性分开腹横筋膜肌纤维后可见其下方的腹横筋膜，用手和纱布钝性剥离后方的腹横筋膜后显露腹膜。

3 腹膜后腔的显露 难点

把腹膜和腹内脏器推向右侧。剥离时，为避免误入腰大肌和腰方肌之间的间隙，到达腰肌后要向前方探查，确认腹膜的返折线后再沿腹膜继续剥离（**图10**）。沿着腹膜上下方向剥离容易显露。既往有腹部手术的患者腹膜很容易撕裂，操作时需要注意。确认蠕动的输尿管，注意避免损伤沿着腰大肌上下走行的支配会阴部和大腿的神经。交感神经干在椎体、椎间盘前外侧沿着腰大肌前缘下行，腰椎前路手术中需要分离交感神经干，但有时难以分离需要切断，损伤后会出现下肢皮温上升、出汗减少等现象，这些需要在术前向患者充分说明。显露腹膜后腔时找到腹主动脉和髂总动脉，在L4～L5椎间盘水平，左侧髂总静脉的上

图9　切开腹外斜肌

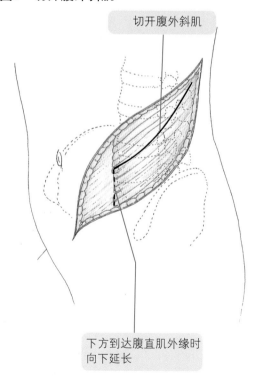

切开腹外斜肌

下方到达腹直肌外缘时向下延长

图10　显露腹膜后腔

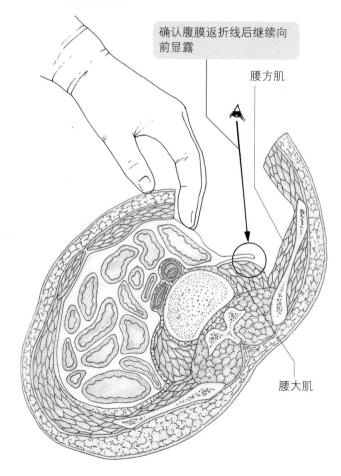

确认腹膜返折线后继续向前显露

腰方肌

腰大肌

外侧处有髂总动脉走行，注意不要损伤（**图11**）。

静脉受压后血管变瘪而难以与周围软组织辨别。看不清静脉时须去除压迫，待充盈后确认解剖位置。下腔静脉的分叉位于L4～L5椎间盘高度，可能被广泛遮盖，需要结扎切断髂腰静脉，必要时还可分段结扎切断腰升动、静脉（**图12**）。

手术技巧及注意事项

术前利用CT或MRI检查确认腹主动脉的分支和手术椎间隙的位置关系对术中操作非常有益。

4 切除椎间盘和植骨

与经腹膜入路手术基本相同。

图11 腹膜后腔的显露

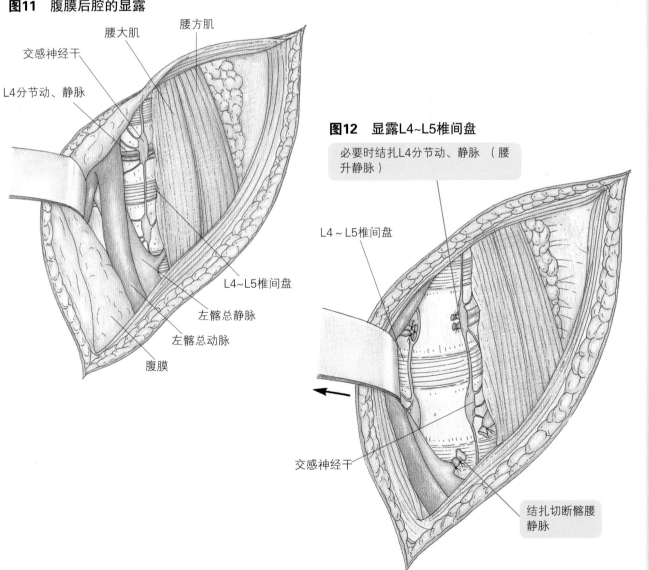

腰大肌

腰方肌

交感神经干

L4分节动、静脉

L4～L5椎间盘

左髂总静脉

左髂总动脉

腹膜

图12 显露L4~L5椎间盘

必要时结扎L4分节动、静脉（腰升静脉）

L4～L5椎间盘

交感神经干

结扎切断髂腰静脉

术后并发症

腰椎前路减压固定术的并发症包括男性患者损伤腹腔神经丛后造成的性功能障碍[2]、下肢深静脉血栓形成、经腹膜入路引起的粘连性肠梗阻。

术后治疗

术后当日调节补液量维持24小时尿量在1 500mL左右，输液时可给予促进肠蠕动的药物。术后双下肢使用静脉泵，次日积极屈伸活动踝关节，预防下肢深静脉血栓形成。肛门排气后可进食粥等半流质饮食，约1周后过渡到普通饮食。术后卧床1～2周，期间可少量下床活动。佩戴硬腰椎支具3个月。术后3个月左右可返回工作岗位，术后6个月左右可恢复运动和重体力劳动。

●文献

［1］Aihara T, Takahashi K, Yamagata M, et al. Fracture-dislocation of the fifth lumbar vertebra. J Bone Joint Surg, 1998, 80–B：840–845.

［2］Takahashi K, Yamagata M, et al. Sexual dysfunction after anterior lumbar interbody fusion. Chiba Med J, 1998, 74：189–192.

腰椎、骶椎外伤
后路减压固定术（联合前路重建固定）

北京医院　**纪泉　徐宏兵**　译

福井大学医学部器官移植医学讲座骨科学讲师　**内田研造**
福井大学医学部器官移植医学讲座骨科学　**中岛秀明**
福井大学医学部附属医院康复科副教授　**小林　茂**

手术特点

　　严重腰椎外伤一般采取卧床制动、支具固定等保守治疗，骨折牢固固定者可早期下床活动、恢复社会活动和预防并发症，这对神经的稳定有重要作用。

　　手法和姿势不能复位且伴有神经压迫症状的粉碎性骨折[1、2]，椎间盘、终板损伤后移位到椎体内和椎管内的骨折，Denis分类中的D型骨折（粉碎性旋转型骨折）和E型（粉碎性外侧骨折）等均为手术的绝对适应证。上腰椎骨折粉碎程度严重时可采用前路减压、植骨、人工椎体等固定融合或置换手术[3]，下腰椎的骨折因有大血管的阻挡和椎体形态不同难以像上腰椎骨折一样前路进入，所以，L4以下的腰椎骨折一般多采用椎弓根螺钉固定。腰椎粉碎性骨折、骨折伴脱位时第一选择一般是单纯后路减压固定融合术，或根据患者骨折情况行骨折复位、植骨或后路椎体间植骨融合术，或合用椎体成形术等，使用椎弓根螺钉可恢复腰椎的生理性前弯和稳定性。

手术方法

1 显露

采用四点支撑俯卧位（**图1**）。这种体位可使腰椎前弯，利用韧带的张力作用（Ligament taxis effect）使一些楔形变和椎间关节复位。在伤椎附近显露时，因解剖结构可能发生改变，要注意勿损伤硬膜、神经根等结构。

> **手术技巧及注意事项**
>
> 四点支撑俯卧位后伤椎仍然处于不稳定状态，椎管内嵌入骨折片较大可能会造成麻痹症状加重，应尽量避免过度复位矫正（由背部向腹部按压复位）。

2 减压（**图2**）

与胸腰椎移行部不同，在解剖上L2～L5的硬膜囊内无脊髓存在，椎管内空间较大，一般的Kerrison钳、气动磨钻等都可使用，但要注意可能发生脑脊液漏、硬膜和神经根损伤等并发症，甚至术后长时间脑脊液漏等影响切口愈合。合并椎弓根骨折减压时需要小心谨慎。硬膜周围彻底减压是重要原则[4]，主要是去除压迫的主要因素（椎体后壁、椎间盘和终板），椎间盘和椎体后壁突入到椎管内的骨折片要打压复位，必要时可以切除（由后路进入切除前方骨折片）。原则上骨折的椎间盘、终板都应切除。

3 拧入椎弓根螺钉

一般步骤是先确认椎弓根的位置再拧入椎弓根螺钉，严重旋转、移位的骨折需要注意进钉方向，虽然用探子可确认是否在椎管内，但一般需要在透视下确认插入方向，也可用导航系统提高手术的安全性。

图1 体位

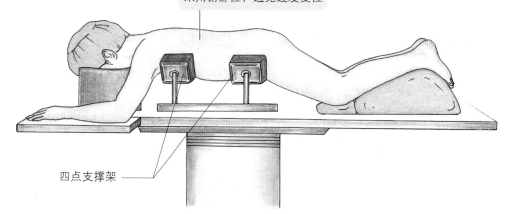

采用俯卧位，避免过度复位

四点支撑架

图2 减压

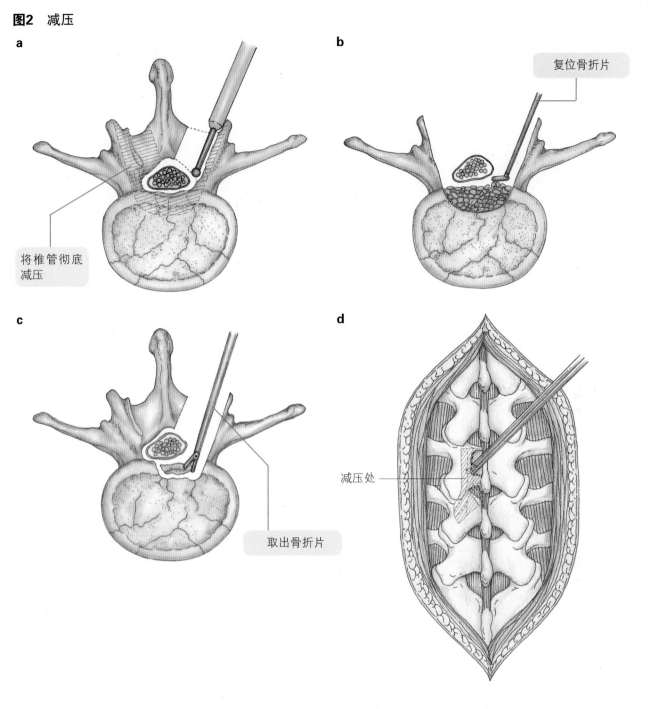

a

将椎管彻底减压

b

复位骨折片

c

取出骨折片

d

减压处

椎弓根螺钉进入骨皮质后纠正进钉方向（**图3**），除了利用器械经椎弓根插入椎体复位骨折，拧入椎弓根螺钉后安装预弯的棒和板系统也可能复位骨折。因固定强度弱，原则上一般不在伤椎拧入椎弓根螺钉，固定范围一般是上下各两个节段（或是下方一个节段）（**图4**）。

手术技巧及注意事项 ·······························

伴有严重旋转、移位的椎体骨折椎弓根螺钉进入方向会发生较大变化，虽可用探子探查方向，一般在透视下拧入椎弓根螺钉为好。

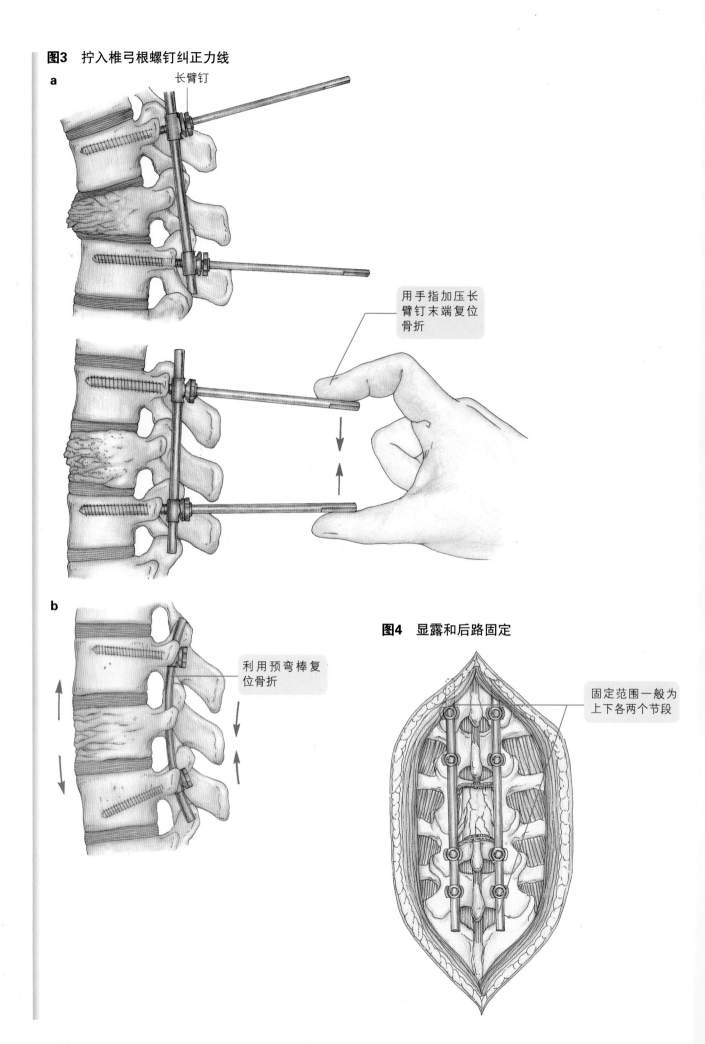

图3 拧入椎弓根螺钉纠正力线

a

长臂钉

用手指加压长
臂钉末端复位
骨折

b

利用预弯棒复
位骨折

图4 显露和后路固定

固定范围一般为
上下各两个节段

150

4 合用后路椎间融合术（图5）和椎体成形术（图6）

　　终板损伤局限、椎体压缩的程度较小或Dennis分类B、C型（上、下终板损伤）可合用后路椎间融合术，终板损伤后一般用自体骨移植，或使用前路自体髂骨植骨。与一般的后路椎间融合术操作一样，切除损伤的椎间盘和部分椎板

图5 合用后路椎间融合术

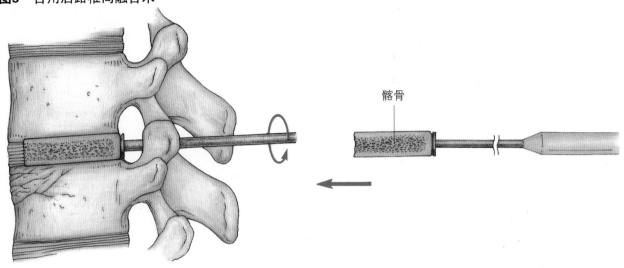

髂骨

图6 用椎体成形术治疗椎体压缩骨折（羟基磷灰石）

a

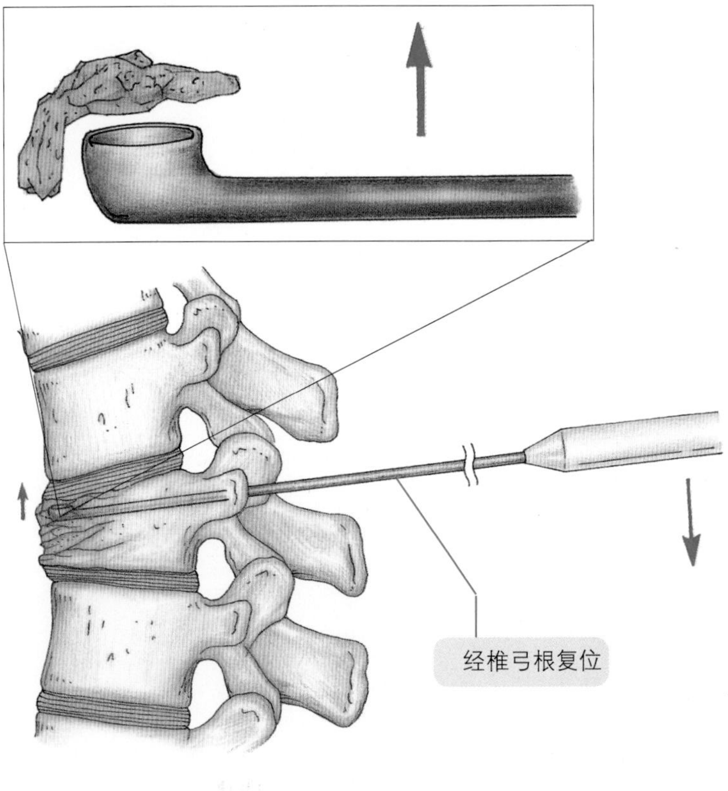

经椎弓根复位

b

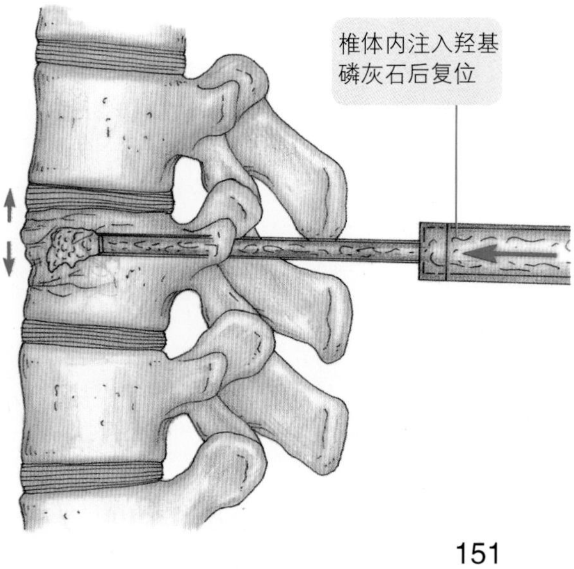

椎体内注入羟基磷灰石后复位

后在椎体间植入自体骨。椎间盘、终板完整的椎体压缩骨折特别是骨质疏松严重的患者可合用椎体成形术。透视下经椎弓根复位楔形骨折，尤其是新鲜骨折和假关节形成患者操作相对容易。

难点解析

使用骨水泥和羟基磷灰石！
　　行椎体成形术使用骨水泥或羟基磷灰石前，需要用造影剂确认填充空腔是否为闭合性的。

5 安装钉棒系统或合用单纯后路减压固定融合术

　　腰椎不同于胸腰部，需要恢复生理前曲，安装钉棒系统后通过加压可恢复生理前曲，即便不稳定的骨折一般也容易复位。临床上取钉后会有一些矫正角度丢失。根据患者的情况，在局部植骨或合用单纯后路减压固定融合术。

● 文献

［1］ Baba H, Maezawa Y, Kamitani K, et al. Osteoporotic vertebral collapse with late neurological complications. Paraplesia, 1995, 33：281-289.

［2］ Uchida K, Kobayashi S, Matsuzaki M, et al. Anterior versus posterior surgery for osteoporotic vertebral collapse with neurological deficit in the thoracolumbar spine. Eur Spine J, 2006, 12：1759-1767.

［3］ Timbihurira G, Nakajima H, Kobayashi S, et al. Posterior 360-degree stabilisation of the upper thoracic spine：a technical note. J Orthop Surg（Hong Kong）, 2007, 2：191-196.

［4］ Uchida K, Kobayashi S, Nakajima H, et al. Anterior expandable strut cage replacement for osteoporotic thoracolumbar vertebral collapse. J Neurosurg Spine, 2006, 6：454-462.

腰椎、骶椎外伤

腰骶椎后路固定术（L4～S）

厦门大学第一附属医院　**胡宝山**　译

我你会惠庭医院副院长　**佐藤荣修**

手术适应证

腰骶椎移行部的外伤虽然少见，但若有神经压迫症状应行减压手术，即便没有神经压迫症状也需要复位稳定固定，所以这种骨折也是脊柱固定手术的适应证。因垂直暴力造成的L5爆裂骨折、屈曲旋转应力和后伸旋转应力的剪切力作用造成的骨折和脱位也是适应证。本章主要阐述应用USS系统治疗L5～S骨折伴脱位的L5前方移位，固定L4-骶骨-髂骨。

手术方法

1 体位

单纯利用体位复位比较困难。气管插管全身麻醉后，将患者全身整体小心翻转，使其俯卧于四点支撑架上，注意避免异常活动造成新的神经损伤，下肢保持轻度屈曲位。

2 显露（图1）

沿着L3～S正中切开，从棘突上分离相应节段的骶棘肌直到椎板外缘。分离椎板和椎间关节的损伤时要小心，避免加重损伤。向外侧游离显露L4及L5的横突、髂棘和髂后上棘。显露L4横突时注意勿损伤与手术无关的L3～L4椎间关节囊。

3 减压（图2）

将压迫硬膜囊和神经根的椎板、椎间关节突起、黄韧带等全部切除。移位较大时需要考虑恢复神经的正常解剖位置，在复位时切勿造成新的压迫。

术前仔细检查神经体征，术中将受累神经彻底减压，有的患者需要探查从椎间孔到椎间孔外的神经全长。复位时，有可能对骨折的椎体后缘和椎间盘造成新的压迫，有时需要扩大切除椎弓的范围。

4 拧入椎弓根螺钉

固定的支点是L4、L5、S1的椎弓根，向前移位明显的患者需要附加固定S2或加用髂骨螺钉（**图3**）。

锥形穿透进钉点的骨皮质后，用锥子穿刺进入椎弓根，制作出通道并探查其周围骨壁，确认位置是否合适，若不合适应再次调整并透视确认。

腰椎的进钉点在椎间关节的外侧，从副突上端进入并内倾（L4椎体15°~20°，L5椎体25°~30°）平行于椎间盘进入。S1的进钉点是从上关节突基底部的下外侧进入，保持30°以上的内倾。根据术前的影像学检查确认椎体前方的血管走行安全后可穿透前方骨皮质；若不安全，保持一定的仰角在骶骨岬比较硬的骨皮质处进入。S2的进钉点是骶骨孔正上方，由此向内侧穿透骶骨固定。

图1 显露

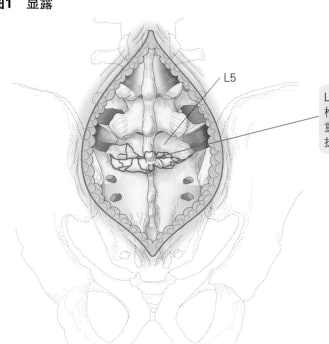

L5

L5~S骨折伴脱位，左侧椎间关节损伤比右侧严重，合并椎弓、棘突骨折

图2 去除硬膜囊和神经根的压迫因素

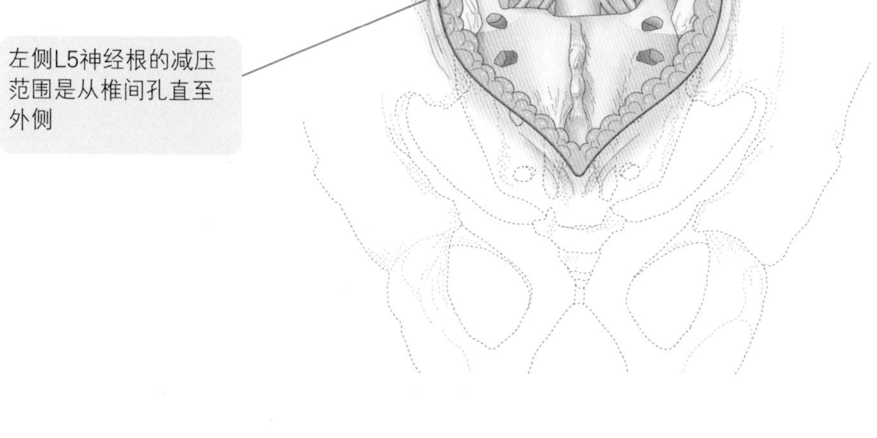

左侧L5神经根的减压范围是从椎间孔直至外侧

图3 拧入椎弓根螺钉

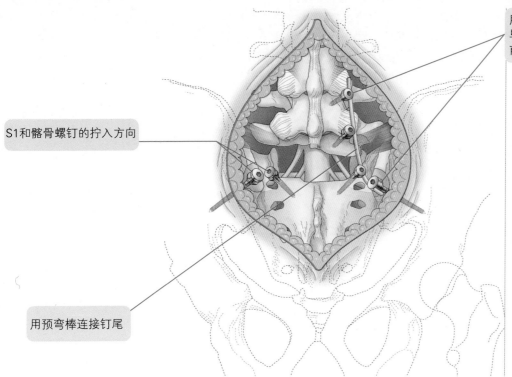

S1和髂骨螺钉的拧入方向

用预弯棒连接钉尾

所有椎弓根螺钉连接完毕后，透视髂骨螺钉的前后位

<hr/>

> ⬮ **手术技巧及注意事项** ⬮ ·····························
>
> 　　拧入S1椎弓根螺钉时，有时因髂骨翼的阻挡难以保持椎弓根螺钉内侧倾斜，可从皮肤切开间隙插入螺钉。非常困难时可考虑切除部分髂骨翼。

5 髂骨螺钉

　　髂骨螺钉固定是比S2椎弓根螺钉固定更为可靠的固定方式，先将髂后上棘内侧稍修整以不影响髂骨螺钉的钉尾，然后髂骨螺钉从骶髂关节的外侧5 mm处进入，在髂骨骨皮质由内向外倾斜20°～30°，朝向髂前下棘进入到距坐骨切迹约2 cm处停止。使用长约8 cm的螺钉固定（**图3**、**图5b**显示进钉方向）。

> ⬮ **手术技巧及注意事项** ⬮ ·····························
>
> 　　X线透视影像是术中确定合适的进钉点、复位的不可缺少的方法。

6 安装钉棒

　　选择合适长度的钉棒后根据复位情况和脊柱前屈角度将连杆预弯。先连接髂骨螺钉和S1椎弓根螺钉，再连接L4的椎弓根螺钉（**图3**）。

　　先将髂骨和S1椎弓根螺钉的尾端在钉棒上固定使之稳定，再连接L4椎弓根螺钉尾端，这样腰骶部成为一个整体可传导应力（**图4**）。再利用复位钳和或椎弓下钢丝等将前方移位的L5复位，也可用专用的复位工具，这样很容易将之提拉复位（**图5**）。

　　连接完毕后通过各节段椎弓根螺钉将腰骶椎一体化，这样可承受应力和伸展力，再进行矢状面上的复位就会相对容易。

　　最后用螺母固定椎弓根螺钉尾部，连接所有钉棒完成固定。

图4　L4和S1的钉尾连接后作为支点进行复位操作

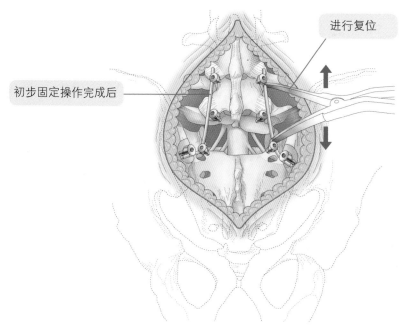

进行复位

初步固定操作完成后

图5　用提拉复位器进行L5前方移位的复位

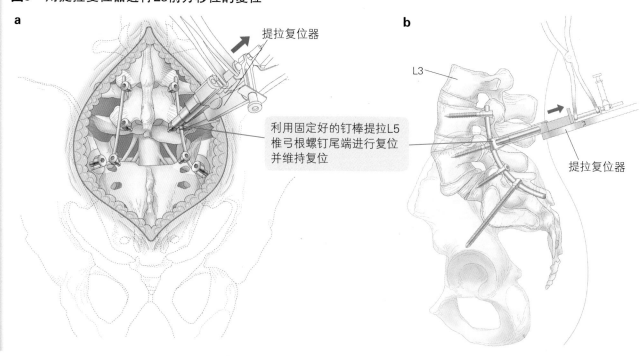

a

提拉复位器

利用固定好的钉棒提拉L5椎弓根螺钉尾端进行复位并维持复位

b

L3

提拉复位器

8 固定术（图6）

一般是后外侧固定[2]。利用减压所得的自体骨和髂骨取的骨松质和单皮质骨块植入。清理L4和L5的横突、髂骨翼、椎板外侧软组织并去除骨皮质，制作好植骨床，植入骨松质和单皮质骨块。L4~L5椎间关节面也用咬骨钳清理后在其间隙植入自体骨。L5~S1的椎弓外缘有时存在骨缺损，可植入单皮质骨块桥接，根据情况可再从后侧进行椎体间植骨[3]。

手术技巧及注意事项

后外侧固定术是通过椎弓根钉棒系统固定融合，有时会存在植骨不充分的情况。在螺钉进入前要将其周围的骨组织去皮质化，连接钉棒前在其周围先少量植骨，全部固定完成后再次去皮质化进行充分植骨。

图6 所有固定完成后（后外侧固定术和椎体间植骨固定术）

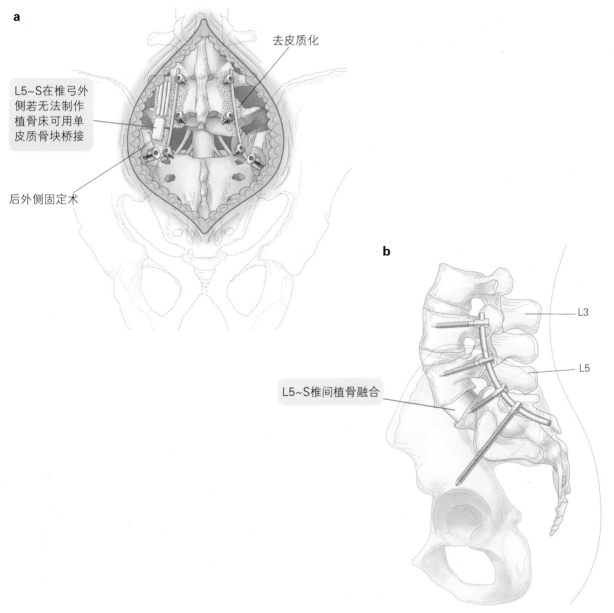

去皮质化

L5~S在椎弓外侧若无法制作植骨床可用单皮质骨块桥接

后外侧固定术

L5~S椎间植骨融合

L3

L5

术中应注意的事项

　　将骨折片和黄韧带等软组织粗暴切除、复位时未注意新的压迫会导致神经压迫症状加重。用X线透视确认正确的进钉点和进钉方向非常重要。

术后治疗

　　牢固固定后，术后佩戴硬支具可早期下床活动。根据神经损伤情况制订康复计划。

●文献
[1] Hunt T, et al. Fixation of the sacrum and pelvis. AO spinal principles and techniques, Thieme, 2007, 457–465.
[2] 佐藤栄修. 腰椎後側方固定術(PLF). 執刀医のためのサージカルテクニック脊椎, メジカルビュー社, 2004, 28–40.
[3] 森下益多朗. ペデイクルスクリューを用いた腰椎後方進入椎体間固定術(PLIF). 執刀医のためのサージカルテクニック脊椎, メジカルビュー社, 2004, 41–59.

腰椎、骶椎外伤

微创后路椎间融合术

北京医院　**徐宏兵　纪泉　译**

福井大学医学部附属医院康复科副教授　**小林　茂**
福井大学医学部器官移植医学讲座骨科学讲师　**内田研造**
福井大学医学部器官移植医学讲座骨科学教授　**马场久敏**

手术特点

　　Cloward设计的后路椎间融合术可以在直视下找到椎管内受压迫的神经根并将压迫因素去除，将硬膜囊和神经根减压，并在最适合制作植骨床的椎间植骨，使固定融合的效果非常好[1-3]。之后，不切除椎弓并保留稳定后柱的棘间韧带的手术也被逐步应用[6,7]，结合椎弓根螺钉的椎间固定成功率比较高，还有碳纤维骨笼和人工骨的使用等为椎体间植骨提供了更多的选择材料，髂骨取骨等越来越简略化，后路椎间融合术呈现低创伤、微创化的趋势。

　　本章内容主要是应用Casper撑开器建立通道在内窥镜下行微创后路椎间融合术（micro-posterior lumbar interbody fusion, micro-PLIF）。

手术适应证

　　后路椎间融合术的适应证包括腰椎滑脱症、腰椎手术失败综合征（failed back surgery syndrome, FBSS）、伴有椎体后缘骨(骺)离断（ring apophysis）的腰椎间盘突出症等。Newman[5]根据腰椎滑脱症的病因将之分为五种类型：先天性滑脱症（dysplastic spondylolisthesis）、峡部裂（isthmic）滑脱症、退行性（degenerative）滑脱症、创伤性（traumatic）滑脱症和病理性（pathologic）滑脱症。其中先天性滑脱症、峡部裂滑脱症和退行性滑脱症需要手术的概率较大。切开3~5 cm利用Casper撑开器建立通道在内窥镜下行micro-PLIF，可以对单节段的病变进行处理。相信将来也可以用来进行相邻节段的椎间隙的处理。

◆ 腰椎滑脱症
◉先天性滑脱症
- 腰骶部后方结构发育不良使脊柱产生各种形态学上的缺陷，在站立行走后，L5向前滑脱，逐渐出现腰椎前凸，并在青春期逐渐加重，骶椎椎体上面呈现圆顶状，骶骨垂直化，腰椎前凸又进一步加重。
- 随着滑脱症的发展，相应节段的椎间盘高度随着变形逐渐降低，但症状多为轻度。但随着滑脱程度的加重会出现神经根损害，有时会有膀胱、直肠功能障碍的症状出现。

- 滑脱的严重程度可用腰骶部垂直角度表示，后路松解术后直接行骨盆牵引改善腰骶角复位滑脱，之后再行前路固定术。
- Meyerding II 度以下的患者可用椎弓根螺钉固定进行 Micro-PLIF。

◉ 峡部裂滑脱症

- 好发于青年男性，L5 约占 90%。
- 大多在发育期关节突关节间部分断裂，稳定性被破坏，造成椎间盘变性，高度降低，滑脱进行性加重，但超过 Meyerding II 度的较少。
- 峡部裂的异常活动会导致周围组织增生和滑脱椎下的椎间盘变性，而且脊柱不稳定会引起腰背筋膜炎等以腰痛为主要症状的病变，滑脱椎的椎体后缘组织增生可突入椎管，尤其会造成外侧部分的狭窄，压迫神经根引起坐骨神经痛。
- 手术方法是将峡部裂的滑脱椎的椎板切除，即 Gill 手术[4]，或采用不切除滑脱椎的椎板而清理增生组织减压神经根的椎间开窗合用椎弓根螺钉行 Micro-PLIF。

◉ 退行性滑脱症

- 好发于中年以上女性的 L4 椎体，滑脱的腰椎容易引起腰椎椎管狭窄症，出现腰痛和坐骨神经痛等症状，约占腰椎椎管狭窄症的 1/3 左右。
- 40~50 岁人群滑脱会进行性加重，但滑脱程度一般不超过 30%，60 岁左右椎间隙狭窄、椎间关节退变的程度会达到高峰，之后滑脱逐渐停止。
- 躯干前屈时滑脱会加重，所以用硬腰椎支具固定的效果较差。对有持续性腰痛和坐骨神经痛的患者目前行手术治疗的越来越多，手术可合用椎弓根螺钉行 Micro-PLIF 固定。
- 滑脱已停止的患者腰痛症状逐渐减轻，若进行后路椎间融合术有适应证过宽之忧，可行后路减压（扩大开窗术）和后外侧固定术。

◆ 腰椎手术失败综合征

- 既往手术会造成椎管内瘢痕组织增生，粘连挤压神经根，髓核摘除后椎间盘的不稳定性增加（不仅是椎间盘突出，髓核组织切除后椎间盘变性椎间隙高度逐渐降低，椎间盘内空隙化，不稳定性增加）也是椎间盘突出再发的原因之一。
- 从影像学上判断有无椎间盘突出复发和神经根粘连，有时比较困难，椎体间固定和减压不能解除症状时需要考虑这种情况。
- 没有神经根粘连挤压症状的患者可行前路固定。
- 有神经根粘连挤压症状的患者前路固定时很难行硬膜囊和粘连神经根的减压并切除椎间盘，可利用内窥镜剥离粘连的神经根、合用椎弓根螺钉行 Micro-PLIF。
- 后路椎间融合术要切除椎间关节内侧后从硬膜囊和神经根的外侧进入进行操作，不要过度剥离，在内窥镜下可松解神经根切除突出复发的椎间盘。
- 有神经根粘连挤压症状的患者首先要判断神经根有无可移动性，影像学上不伴有椎体间不稳定的椎间盘突出复发的患者可先在内窥镜下只行髓核摘除术，是否行后路椎间融合术要慎重。

◆ 伴有椎体后缘骨(骺)离断的腰椎间盘突出症

- 影像学上伴有椎体后缘骨(骺)离断的腰椎间盘突出症与普通腰椎间盘突出症不一样。伴有椎体后骨（骺）离断的腰椎间盘突出症必须切除椎体后缘骨骺（纤维环的一部分），但是术后椎体间不稳定性增加，残留腰痛的患者较多。

术前再评估

◆ 手术时机的再评估

术前要充分地调理控制患者的高血压、糖尿病等内科疾病，腰椎疾病的绝对适应证是出现了膀胱、直肠功能障碍，无论腰痛和下肢症状多严重，必须先控制好患者的内科疾病，并在控制内科疾病的同时保守治疗。术前测量骨密度，尽量避免使用同种异体血，预存自体血400~800 mL。因为要使用内固定物，术前应给予抗生素，预防局部感染；利用标记针确认手术节段也会引起局部皮肤感染，应避免在术前进行操作。

◆ 麻醉、体位的再评估

手术采用全身麻醉。

体位采用在四点支撑器上的俯卧位，俯卧后要确认没有压迫股神经、腋神经和腹部等，术前透视正侧位并进行手术节段定位。

◆ 手术器械的再评估

调整显微镜，准备Casper撑开器装置、Cloward撑开器装置及内固定需要的碳纤维骨笼、椎弓根螺钉、人工骨等材料，Cloward撑开器装置中的神经根拉钩、黄韧带剥离器等专用器械是行后路椎间融合术所必需的，延长切口时也需要用Cloward撑开器。

手术概要

1 切口和安装Casper撑开器

2 切除下关节突、上关节突内缘和黄韧带

3 固定神经根拉钩
（保护硬膜囊和神经根）

4 切除病变椎间盘

5 碳纤维骨笼椎体间植骨

6 用椎弓根螺钉行椎体间固定

7 冲洗，关闭切口

典型病例图像

【病例】 适合手术（术前）

49岁，女性患者。
L3~L4椎间盘退行性滑脱。

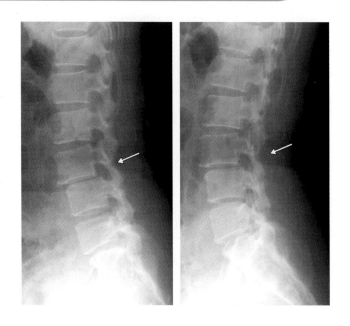

手术方法

1 切口和安装Casper撑开器

切开皮肤3～5 cm（**图1**），弧形切开筋膜（**图2**），不要剥离附着在棘突上的骶棘肌，用手指在筋膜层钝性分离后显露椎板（**图3**），插入Casper撑开器后作为显微镜的通道使用（**图4**）。

图1 切口

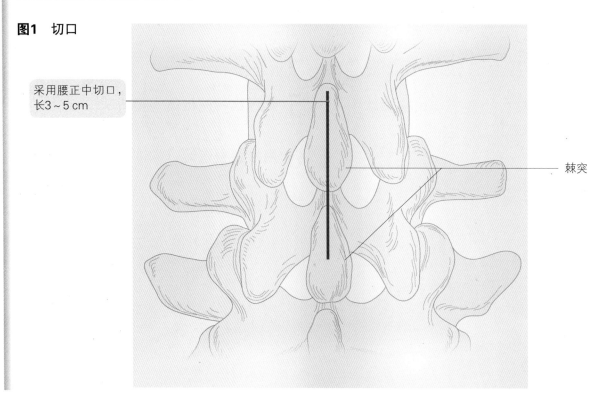

采用腰正中切口，长3～5 cm

棘突

图2　切开筋膜

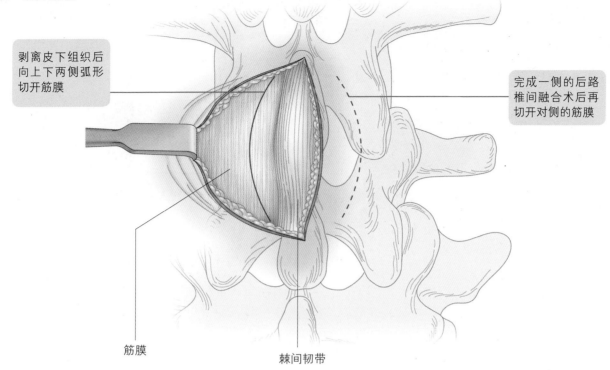

剥离皮下组织后向上下两侧弧形切开筋膜

完成一侧的后路椎间融合术后再切开对侧的筋膜

筋膜

棘间韧带

图3　分离肌肉

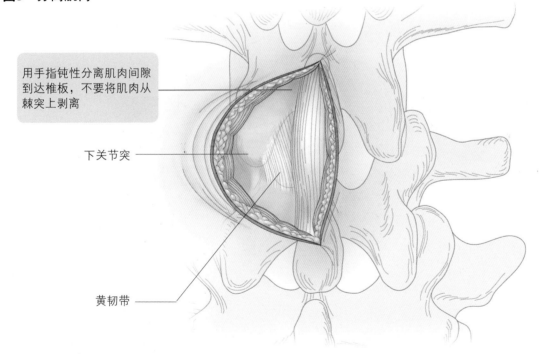

用手指钝性分离肌肉间隙到达椎板，不要将肌肉从棘突上剥离

下关节突

黄韧带

2 切除下关节突、上关节突内缘和黄韧带

　　咬除或切除椎间关节囊，用骨凿切除椎板下缘的1/3～1/2，下关节突内缘的1/2（**图5**），确认上关节突的尖端（**图6**），用韧带剥离器分离上位椎弓腹侧的黄韧带（**图7**），将上关节突内侧1/3呈钩形切断（**图8**），其腹侧有神经

图4 Casper撑开器的安装

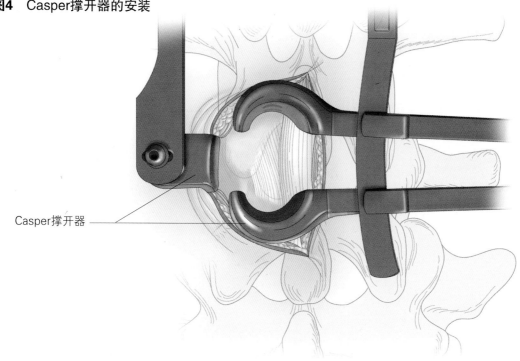

Casper撑开器

图5 切除椎板下缘和下关节突

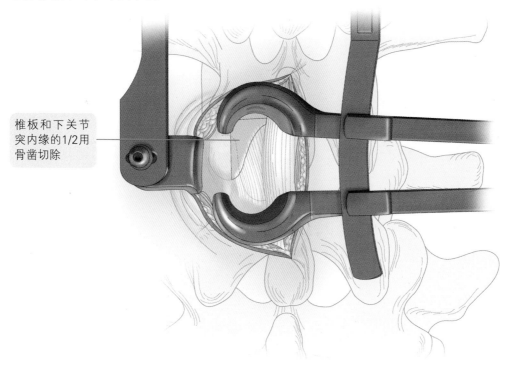

椎板和下关节突内缘的1/2用骨凿切除

根通过，用骨凿切除时注意避免损伤。用咬骨钳夹住切断后的上关节突尖端向后尾侧切除（**图9**）。

　　将附着在尾侧椎弓缘的黄韧带由外向内逐步切除，切断内侧后，用咬骨钳和Kerrison钳将全部黄韧带切除。切除硬膜外脂肪后显露椎间盘，椎管内静脉丛丰富的患者需要先用双极电凝止血（**图10**）。若椎管上下两端、两侧的显露不够充分，可用Kerrison钳再切除一些椎板。

图6 确认上关节突的尖端

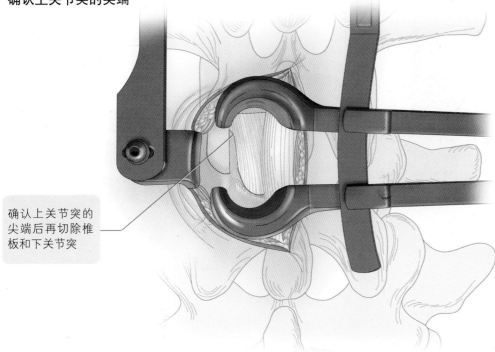

确认上关节突的
尖端后再切除椎
板和下关节突

图7 剥离黄韧带

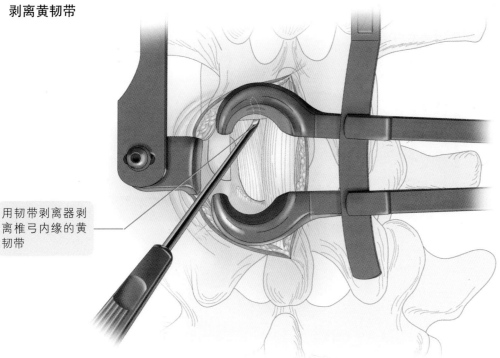

用韧带剥离器剥
离椎弓内缘的黄
韧带

手术技巧及注意事项

（1）切除下关节突之前必须先确认上关节突的尖端。

（2）有时上位椎板下的黄韧带切除不够彻底，切断上关节突尖端后用咬骨钳
　　　把持，向后上方提拉多可顺利切除。

（3）椎管内静脉丛可在内窥镜下用双极电凝提前烧灼，再用Metzenbaum剪刀
　　　剪断，可以顺利显露椎间盘。如果不提前烧灼，一旦出血可能看不清出血
　　　点，增加了手术的难度。

图8 切断上关节突

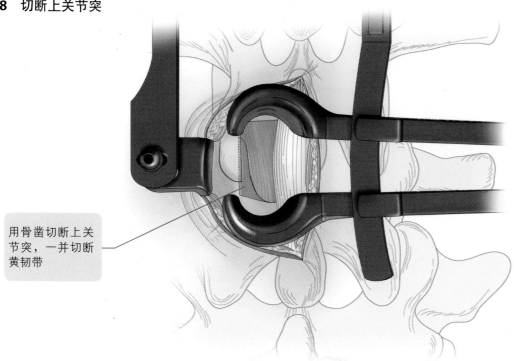

用骨凿切断上关节突，一并切断黄韧带

图9 切除上关节突和黄韧带

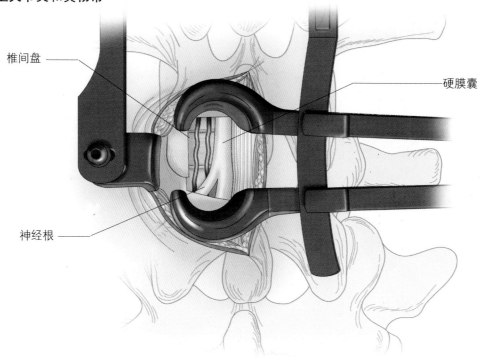

椎间盘

硬膜囊

神经根

难点解析

注意神经根！

　　用骨凿切除上关节突尖端时必须注意其腹侧的神经根。此处一般用薄骨凿切除，若不安全可换用气动磨钻和Kerrison钳切除上关节突，一定要保护好神经根。

图10 烧灼和处理椎管内静脉丛

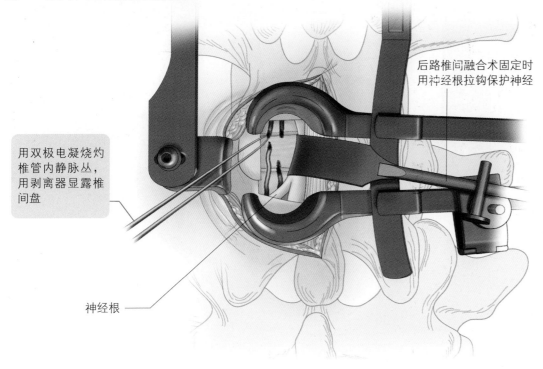

后路椎间融合术固定时用神经根拉钩保护神经

用双极电凝烧灼椎管内静脉丛，用剥离器显露椎间盘

神经根

3 固定神经根拉钩（保护硬膜囊和神经根）

确认手术节段的硬膜囊、神经根及椎间盘，用神经根拉钩将之和硬膜囊一起拉到一侧，安装Casper撑开器。

> **手术技巧及注意事项**
>
> （1）用骨凿等工具切除椎板时一定要使用神经根拉钩，这是必不可少的工具。
> （2）使用神经根拉钩时注意勿压迫神经根，后路椎间融合术时间较长时注意及时松开神经根拉钩，避免牵拉时间过长。
> （3）术野上外侧的上位神经根有脂肪组织覆盖斜向走行，为避免损伤，用器械保护好再减压。

4 切除病变椎间盘

摘除髓核，将术野内所有的椎间盘用骨刀切除（**图11**）。用薄骨刀将上、下两端的椎体缘和纤维环切除（**图12**）。用硬刮匙等工具刮除终板软骨（**图13**），尽量去除残留的纤维环和终板软骨。

> **手术技巧及注意事项**
>
> （1）终板软骨若清理不彻底会导致椎体间达不到骨性融合，所以一直要刮除到椎体面出血为止。
> （2）努力清理终板软骨但效果仍不够理想时，可用骨刀将椎体面去皮质化。

图11 切除椎间盘

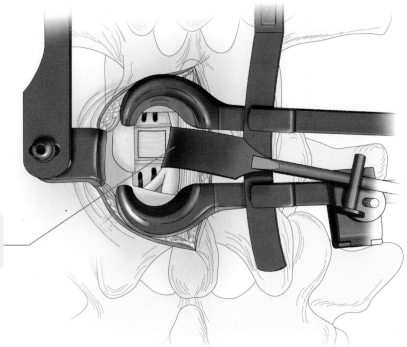

先摘除髓核，然后用骨刀在最大范围内切除椎间盘

图12 切除椎体缘

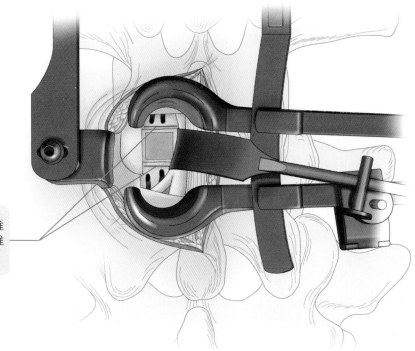

用薄骨刀切除椎体缘，刮除纤维环和终板软骨

难点解析

伴有重度骨质疏松症!

　　伴有重度骨质疏松症时，终板软骨较薄，若刮除太多容易导致术后碳纤维骨笼陷入椎体内。但即便陷入到椎体内若能达到骨性愈合一般也没有问题。

图13　刮除终板软骨

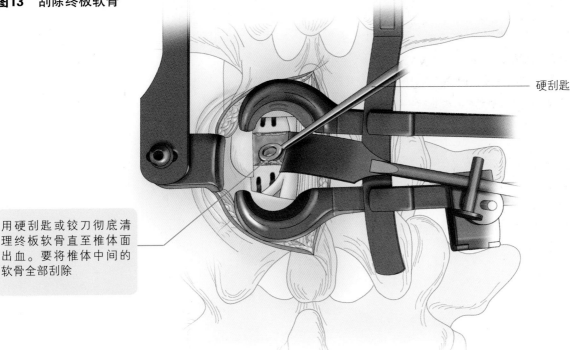

硬刮匙

用硬刮匙或铰刀彻底清理终板软骨直至椎体面出血。要将椎体中间的软骨全部刮除

5 碳纤维骨笼椎体间植骨

　　椎体间植骨材料多使用切除的椎板、关节突等自体骨。预先用研磨器将之做成骨粒，调和人工骨呈稠粥状时混合做成小指大小的骨块，在碳纤维骨笼内只填塞自体骨粒，再用人工骨固定加强（**图14**）。剩余的骨粒填塞在骨笼的前方和外侧，用锤骨器将骨笼敲入到合适的深度（**图15**）。

　　用测深器测量进入椎体间的深度，应先在碳纤维骨笼前方植入混合骨粒，再敲入填满自体骨粒的骨笼，把持控制好骨笼前进的方向使之位于中央（**图15**），再在骨笼外侧植入混合骨粒。对侧敲入骨笼前也应填满骨粒（**图16**）。X线透视下确认碳纤维骨笼的准确位置。

　　对侧同理操作，植骨并敲入骨笼。

手术技巧及注意事项

（1）应用椎弓根螺钉最后要椎体间加压，碳纤维骨笼的高度一般为9~11mm，若术前椎间隙明显狭窄，可用撑开器扩大到10mm左右。

（2）碳纤维骨笼内只能植入自体骨粒，骨笼前方和两侧缺少自体骨粒时可混合使用人工骨，但骨愈合时间可能延长。一般自体骨和人工骨的混合比例是1:1。

图14 碳纤维骨笼内植骨

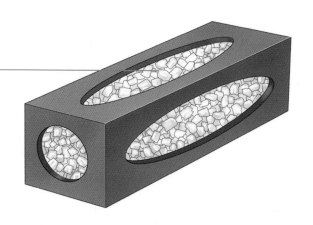

在碳纤维骨笼内植入自体骨粒

图15 用锤骨器将骨粒打压植入椎体间

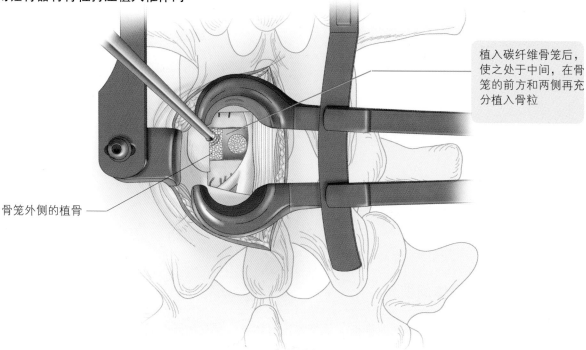

植入碳纤维骨笼后，使之处于中间，在骨笼的前方和两侧再充分植入骨粒

骨笼外侧的植骨

图16 碳纤维骨笼和植骨的位置

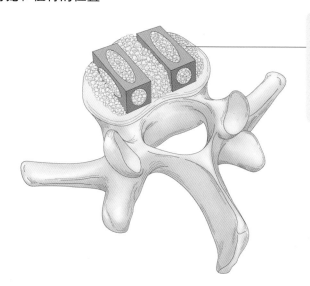

敲入碳纤维骨笼前先在其前方植入骨粒，敲入后再在其外侧植入骨粒。然后在对侧骨笼植入前在本侧骨笼的内侧植入骨粒再敲入对侧的骨笼

6 用椎弓根螺钉行椎体间固定

移除Casper撑开器，用拉钩将肌肉向外侧牵开，找到椎弓根并在X线透视下内倾约15°确定椎弓根螺钉的进钉点（**图17**），用锥子刺穿骨皮质后再用导向器进入椎弓根，确认钉道内壁周围皆为骨性结构，拧入椎弓根骨螺钉。一般用侧位像确认椎弓根螺钉的进钉点。

上、下位椎体的椎弓根内拧入螺钉后，用台钳将预弯的钉棒剪为最合适的长度，安装到椎弓根螺钉尾，安装部分螺母后用加压器加压椎体间。

手术技巧及注意事项

（1）拧入椎弓根螺钉前，若用导向器经椎弓根进入椎体内不甚顺畅，应检查进钉点和进钉方向。

（2）滑脱复位的程度可通过上、下椎体内不同深度的椎弓根螺钉和预弯棒来调整，一般采用俯卧位时滑脱程度多会得到改善，绝不可过度复位或矫正。确认神经根的可移动性后再进行后方减压。

（3）要特别注意椎弓根螺钉损伤神经根，拧入椎弓根螺钉或使用电刀都会损伤刺激神经根，拧入之前一定要确认其位置正确。

难点解析

椎弓根螺钉拧入处骨折！

伴有骨质疏松症的患者拧入椎弓根螺钉时可能发生骨折，因此不可过度复位。

7 冲洗，关闭切口

彻底冲洗切口，放置引流管，缝合关闭两侧筋膜和棘突，皮下组织缝合完毕后用5-0薇乔线皮下缝合关闭切口。

图17 椎弓根螺钉的进钉点

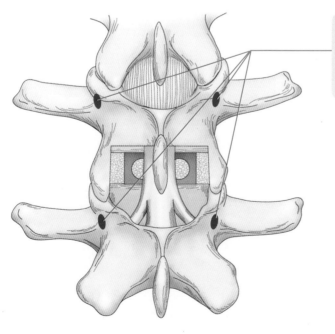

椎弓根螺钉的进钉点需要透视确认，各枚椎弓根螺钉约内倾15°后拧入固定

【病例】 适合手术（术后）

术后6个月椎体间植骨骨愈
合而融合。
ⓐ前后位片。
ⓑ侧位片。

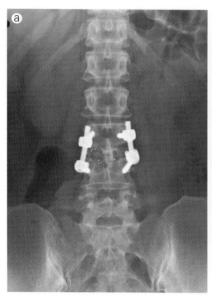
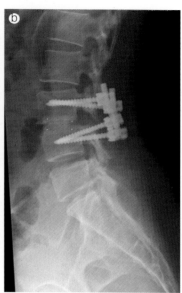

术后并发症及处理

◆ 假关节形成

●终板软骨难以刮除彻底

　　必须在直视下或内窥镜下看到椎体面的出血才可认为刮除彻底。

●局部取到的自体骨量少

　　碳纤维骨笼内需要植入自体骨粒，一般切除的椎板和上下关节突得到的骨粒足够使用。但在骨笼的前侧和两侧需要较多的植骨，可适当使用人工骨，但可能延长骨愈合时间。植骨量仍不足时可切除部分棘突使用。

●用椎弓根螺钉固定椎体间仍不稳定

　　若术中用椎弓根螺钉加压固定后椎体间仍不稳定，术后3周内要用硬腰椎支具保护躯干，绝对卧床休息，之后必须定期观察椎体间骨愈合的情况。

◆ 术后感染

　　椎弓根螺钉固定的一个缺点是腰背部残留较大的无效腔（死腔）为感染留下隐患。椎弓根螺钉内固定术后一旦感染，感染灶会累及椎体，所以一定要严格选择适应证，特别注意糖尿病患者等易感人群。

◆ 对相邻节段椎间盘的影响

　　术后要长期通过MRI观察相邻节段的椎间盘信号。

术后治疗

术后第二日拔除引流管，此时虽可下床但多伴有明显的切口疼痛，一般在术后1周左右下床活动，并要佩戴术前准备的硬腰椎支具约3个月，待椎体间骨愈合后再改为佩戴软支具。L5～S1椎体间内固定不牢固时需要使用2～3周的石膏。

● 文献

［1］Cloward R B. The treatment of ruptured lumbar intervertebral discs by vertebral discs by vertebral body fusion：Indications, operative techniques and after care. J Neurosurg, 1953, 10：154-168.

［2］Cloward R B. The Cloward technique. Low Bacl Pain, 2nd. ed by Finneson BE, Lippincott, Philadelphia, Toronto, 1980, 395-413.

［3］Cloward R B. Spondylolisthesis. Treatment by laminectomy and posterior interbody fusion. Review of 100 cases. Clin Orthop, 1981, 154：74-82.

［4］Gill G G, et al. Surgical treatment of spondylolisthesis without spine fusion. J Bone Joint Surg, 1955, 37-A：493-520.

［5］Newman P H. The etiology of spondylolisthesis. Bone Joint Surg, 1963, 45-B：39-59.

［6］吉沢英造. 変性脊椎すべり症の治療. 整形外科, 1988, 39：1815-1820.

［7］吉沢英造, 中井定明, 西沢活史, ほか. 後方進入椎体間固定(PLIF)術の検討. 臨整外, 1996, 31：51-57.

腰椎、骶椎外伤

小切口前路椎间融合术

厦门大学第一附属医院　**胡宝山　译**

北京医院　**纪泉　译**

冈山大学医院骨科讲师　**田中雅人**

冈山红十字医院骨科　**高田英一**

国立医院机构冈山医疗中心骨科诊疗部长　**中原进之介**

手术特点

前路腰椎固定术治疗腰骶椎外伤总体上可分为三类：经典前路手术、小切口前路椎间融合术（mini-incision anterior lumbar interbody fusion，mini-ALIF）、腹腔镜下前路椎间融合术。但欧美地区施行的腹腔镜下前路椎间融合术发现有严重并发症，最近采用的逐渐减少[1、2]，所以小切口前路椎间融合术作为创伤较小的手术逐渐得到重视。

手术适应证

（1）不稳定性腰椎爆裂骨折及腰椎压缩骨折。

（2）多次手术硬膜后方粘连严重的病例。

（3）感染性脊柱炎。

（4）骨质疏松性椎体压缩骨折。

骨折分类

◆ Denis分类

压缩骨折复位后仍有30°以上的屈曲畸形、不稳定性爆裂骨折是本手术的适应证；屈曲伸展性骨折和骨折伴脱位也是本手术的适应证。

◆ AO分类

AO分类中的A型椎体压缩骨折是本手术的适应证；B型前柱和后柱的骨折伴分离及C型前柱和后柱的骨折伴旋转也是本手术的适应证；A型骨折中A1.1和A1.2较少使用本术式。

手术器械（图1）

　　手术所用器械为德国蛇牌公司（Aesclup）的Miaspas小切口前路椎间融合术工具，专用的肌肉拉钩有大、中、小三种型号，每种又有标准拉钩和宽拉钩，这些工具在开腹手术中常为使用，尤其在深部操作时比较方便。

　　自攻钻（**图1**①）是由气体驱动钻入椎体，它与手柄（**图1**②）组装起来使用。还有肌肉拉钩（**图1**③）、血管拉钩（**图1**④）自动撑开器（**图1**⑤）等器械。

　　导向器（**图1**⑥）、专用测量器（**图1**⑦）、髓核钳（**图1**⑧）、带窗刮匙（**图1**⑨）、专用骨刀（**图1**⑩）、专用锤骨器（**图1**⑪）等很多专为此手术设计的器械。

图1　Miaspas小切口前路椎间融合术工具（Aesclup公司）

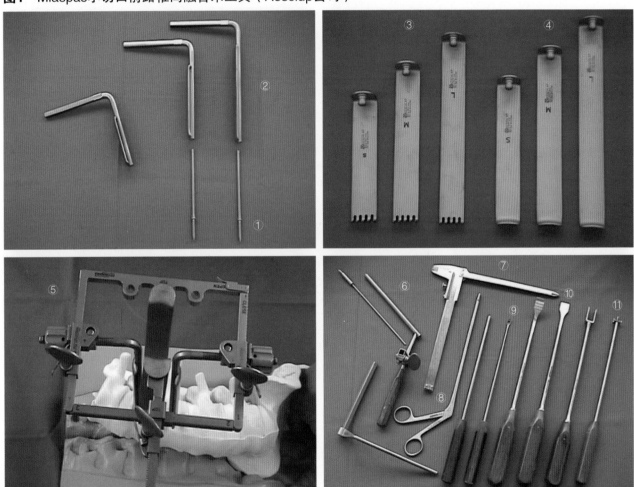

手术方法

1 体位和手术节段的定位

　　患者取仰卧位，左侧腰部用小枕垫起，用C型臂透视确认手术节段（**图2**），再在左侧腹部皮肤表面用记号笔做标记（**图3**）。

图2　体位和手术节段的定位

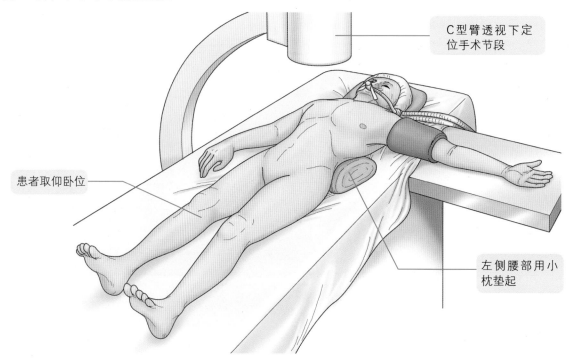

C型臂透视下定位手术节段

患者取仰卧位

左侧腰部用小枕垫起

图3　标记切口

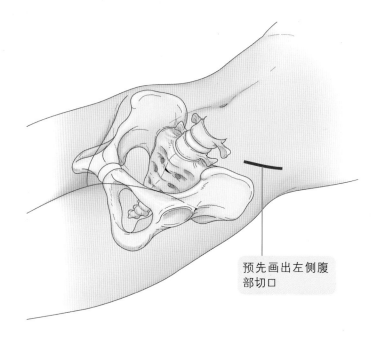

预先画出左侧腹部切口

2 切口和椎体的显露

在皮肤标记处切开4~8 cm，用专用肌肉拉钩和止血钳分离肌肉直达椎体前方和左侧方。沿着肌纤维方向分离，不要切断浅层的腹外斜肌、腹内斜肌及腹横筋膜（**图4**）。最后由腹膜外入路显露椎体（**图5**）。

手术技巧及注意事项

Mayer法采用侧卧位是为了避开脂肪组织，取骨需要另外切口。笔者的改良的方法是仰卧位，从髂骨处切开皮肤，基本上能显露L3~L5节段，还可同切口取骨。

图4 显露腹肌

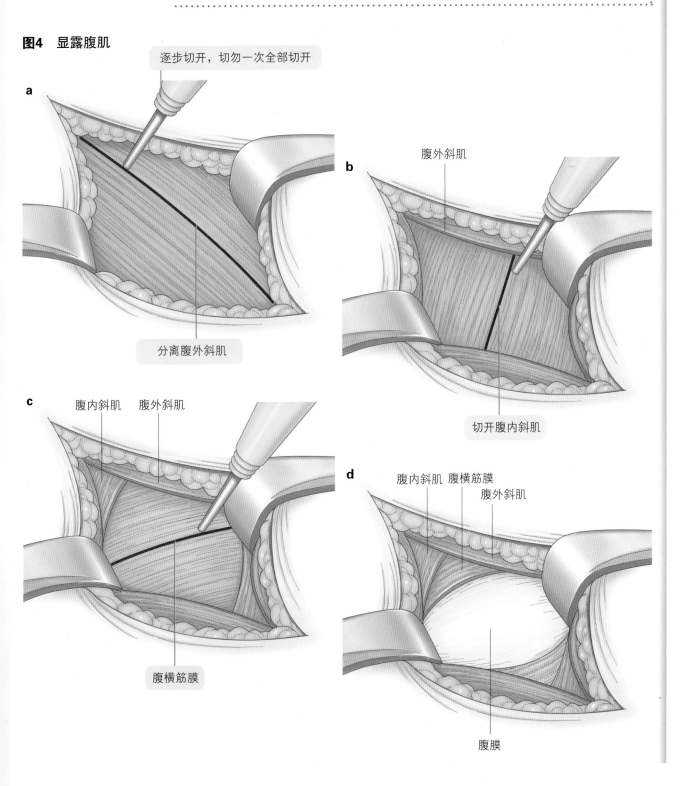

a 逐步切开，切勿一次全部切开
分离腹外斜肌

b 腹外斜肌
切开腹内斜肌

c 腹内斜肌 腹外斜肌
腹横筋膜

d 腹内斜肌 腹横筋膜 腹外斜肌
腹膜

图5 小切口的腹膜外入路

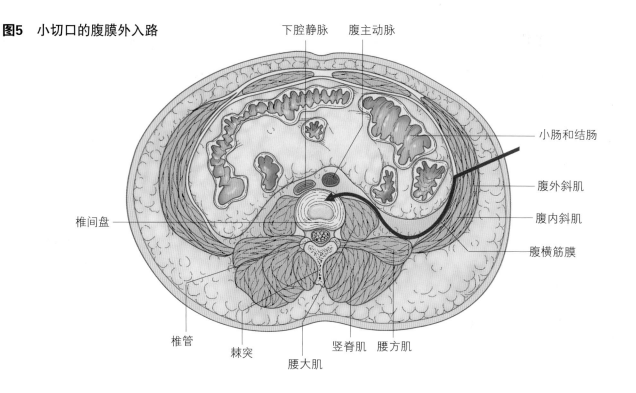

下腔静脉　腹主动脉

小肠和结肠

腹外斜肌

腹内斜肌

腹横筋膜

椎间盘

椎管

棘突

腰大肌

竖脊肌　腰方肌

3 安装拉钩

用气动磨钻在椎体制作好钉道，再安装上手柄，如果需要可结扎腰动、静脉，用血管拉钩和肌肉拉钩拉开后再安装四边形的自动撑开器，上紧螺母后维持术野（**图6**）。

> **难点解析**
>
> **腰动、静脉结扎困难！**
> 　若腰动、静脉结扎困难可用内窥镜器械将之处理妥当。

> **手术技巧及注意事项**
>
> 　传统手术方法使用显微镜，用头照灯和内窥镜可有清晰的术野。监视器的图像既可播放也可录像，其他医生还可以同步了解手术进展情况。

4 处理椎体和椎间盘

用专用骨刀、带窗刮匙和髓核钳处理椎间盘和终板软骨，制作好植骨床（**图7**），用专用测量器测量。

> **难点解析**
>
> **切勿忽视植骨床的准备！**
> 　在狭小的术野内制作好植骨床并非易事，椎体的两侧终板可能并不平行，为避免这种情况需要X线透视确认，或者使用导航系统。

图6 安装自动拉钩

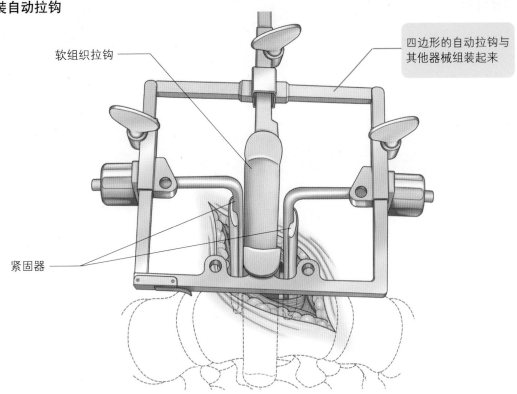

软组织拉钩

四边形的自动拉钩与
其他器械组装起来

紧固器

图7 制作植骨床

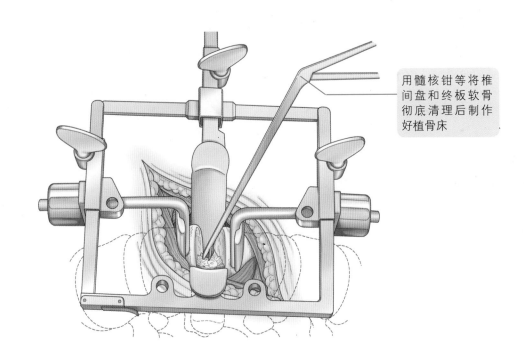

用髓核钳等将椎
间盘和终板软骨
彻底清理后制作
好植骨床

5 用骨或骨笼固定融合

同切口处在髂骨上取全层自体髂骨1～2块，用专用的锤骨器植入植骨床
（**图8**），或是用专用Minalif骨笼固定融合。再用X线透视确认骨笼的位置，
冲洗后关闭切口。Minalif骨笼有预防滑脱的沟槽，而且上、下椎体间可再用
椎弓根螺钉加压固定。若有感染则是植入骨笼的禁忌证。

图8 植入自体髂骨

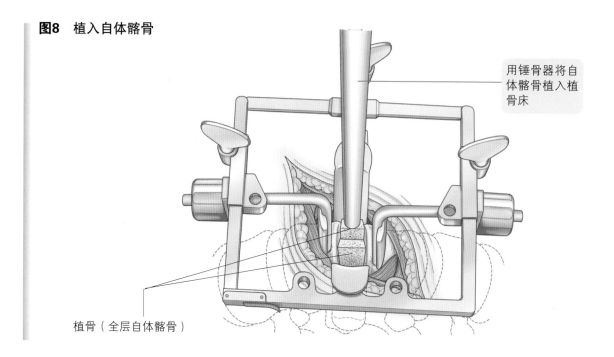

用锤骨器将自体髂骨植入植骨床

植骨（全层自体髂骨）

●文献

[1] Regan J J, Guyer R D. Endoscopic techniques in spinal surgery. Clin Orthop, 1997, 335：122–139.

[2] Zucherman J F, et al. Instrumented laparoscopic fusion：Preliminary results. Spine, 1995, 20：2029–2035.

[3] Mayer H M. A new microsurgical technique for minimally invasive anterior lumbar interbody fusion. Spine, 1997, 22：691–700.

[4] 田中雅人, 中原進之介, 小浦　宏, ほか. 腰椎変性すべり症に対するmini ALIF. 日本脊髄外科学会誌, 2001, 15：119–125.

骨盆外伤

骨盆环骨折外固定术

福井大学医学部器官移植医学讲座骨科学讲师　**小久保安朗**
福井大学医学部器官移植医学讲座骨科学　　**弥山峰史**
福井大学医学部器官移植医学讲座骨科学教授　**马场久敏**

骨盆环骨折的分类

AO分类（**图1**）是以骨盆环的稳定性为基准进行分类的，对治疗方案有一定指导意义。它主要分为稳定型（A型）、部分稳定型（B型）和不稳定型（C型）骨折三种。A型骨折的骨盆环的前环和后环结构均稳定；B型骨折主要是前环稳定性被破坏，后环的稳定性结构被部分破坏；C型骨折主要是前环、后环的结构均遭到破坏，是一种比较严重的骨折。

手术适应证

伤后现场的即刻外固定主要是为了稳定骨折并减轻疼痛，减少后腹膜腔容积的扩大从而抑制出血。急性期的损伤控制（damage control）也包括外固定，某些部分稳定型骨折（B型）通过外固定治疗就能获得很好的疗效，还可减少骨折片的移位程度，为骨盆环重建创造有利条件。外固定对B1型骨折（开书样骨折）非常有效，对B2型骨折（侧方挤压型）用外固定时需要注意骨盆环的复位方向。对于B3型骨折，急诊外固定只能固定骨盆前部，后柱的稳定性得不到保证，在急性期要尽可能地手法复位固定，一方面可起到止血的效果，另一方面可部分恢复骨盆环的稳定性。

术前再评估

◆ 生命体征的再评估

骨盆外伤时多伴有其他部位的多发伤，术前需要再次评估生命体征。血流动力学不稳定时一定要仔细寻找原因。骨盆外伤后血压不稳定时要直接进行急诊外固定，外固定后仍不稳定时需要进行动脉造影栓塞或骨盆填塞加压止血。

◆ 外固定器械的再评估

骨盆骨折时使用的器械较多，要挑选简便熟悉的器械使用（**图2**）。

图1 骨盆环骨折的AO分类（手术适应证）

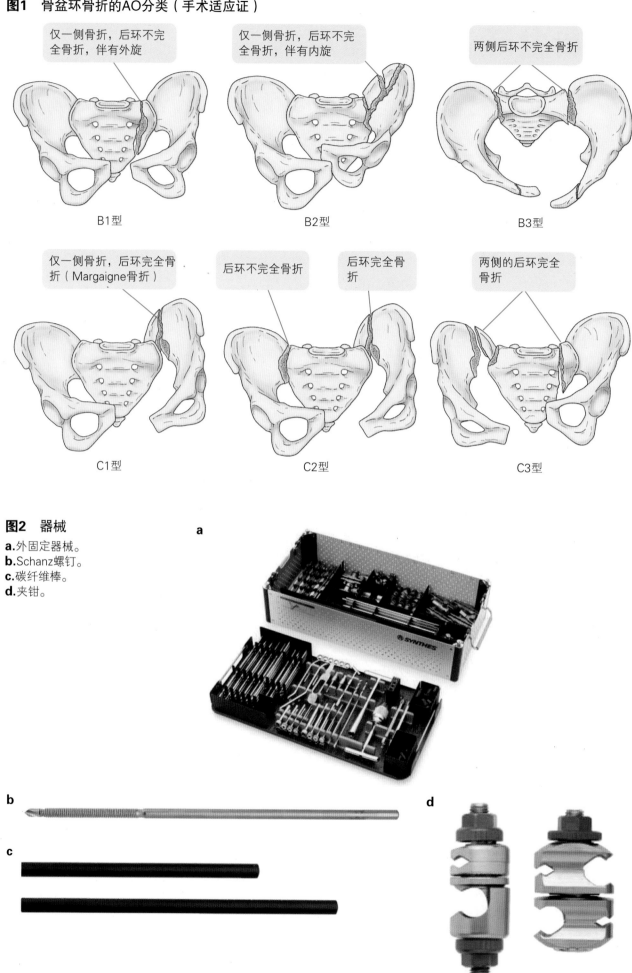

仅一侧骨折，后环不完全骨折，伴有外旋

B1型

仅一侧骨折，后环不完全骨折，伴有内旋

B2型

两侧后环不完全骨折

B3型

仅一侧骨折，后环完全骨折（Margaigne骨折）

C1型

后环不完全骨折

后环完全骨折

C2型

两侧的后环完全骨折

C3型

图2 器械
a.外固定器械。
b.Schanz螺钉。
c.碳纤维棒。
d.夹钳。

a

b

c

d

手术方法

外固定术分为从髂嵴拧入Schanz螺钉的高位入路（high route）和从髂前下棘拧入Schanz螺钉的低位入路（low route）两种[1]。髂嵴在体表容易触摸到，从此处进钉相对简单，紧急抢救时可采用此种术式。低位入路因从髋臼上方骨量较多处进钉，拧入螺钉后能获得比较牢固的固定。

1 切口

◆ 高位入路

从髂前上棘后方约5 cm处的髂结节的上方横行切开7 mm（**图3a**）。

> **手术技巧及注意事项**
>
> 在体表容易触摸到髂嵴，距髂前上棘约5 cm的后方髂嵴变宽大并有髂结节存在，在髂结节处拧入2~3枚Schanz螺钉。一枚螺钉从髂结节的前方拧入，另一枚从髂结节的后方、距前一枚进钉点2~3 cm处拧入。

◆ 低位入路

髂前上棘的远端约2 cm处横行切开15 mm皮肤（**图3b**）。

> **手术技巧及注意事项**
>
> 切口长约一横指，髂前下棘在髂前上棘内侧约3 cm、下方约4 cm处，体表比较难以触及，用手指由皮下进入触摸确认。切口位置要考虑螺钉拧入方向，以髂前下棘的稍外上方为宜。

图3 切口

a.高位入路

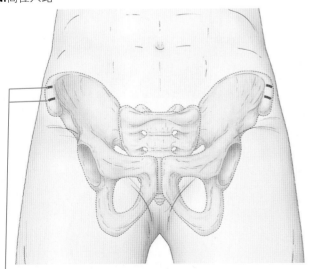

髂结节上横行切开7 mm

b.低位入路

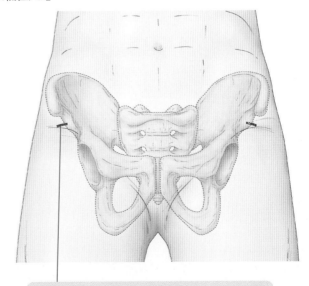

髂前上棘的远端约2 cm处横行切开15 mm皮肤

高位入路是由髂嵴进入（**图4a**），低位入路由髂前下棘进钉（**图4b**），使用5 mm或6 mm的Schanz螺钉，钛合金材质的Schanz螺钉的尖端具有自攻能力，接到"T"形手柄上用手直接拧入髂骨内（**图5**）。拧入时要使用软组织保护器以避免损伤周围软组织。

手术技巧及注意事项

（1）高位入路的进钉点相对容易，但进钉方向容易出现失误，拧入螺钉之前在髂骨内外板沿着髂骨表面插入注射器针头，X线透视确认后再操作（图5-1）。

（2）低位入路拧入螺钉时，在X线透视下从髂骨前部向坐骨大切迹拧入螺钉（图5-2）。一定要注意避免把螺钉拧入髋关节。

难点解析

（1）高位入路时若螺钉方向错误，螺钉尖部会穿破骨皮质，导致复位困难。拧入Schanz螺钉仍不稳定时，可改变方向向其他部位拧入。由髂嵴拧入时可选择骨量相对丰富的髂结节和髂前上棘后1 cm处。

（2）低位入路切口的内侧有股外侧皮神经走行（**图6**），非常容易损伤，造成术后大腿外侧皮肤麻木等异常感觉，要在术前向患者充分说明。

图4 拧入螺钉

a.高位入路

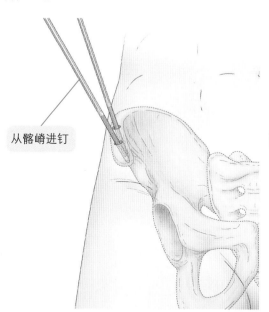

从髂嵴进钉

b.低位入路

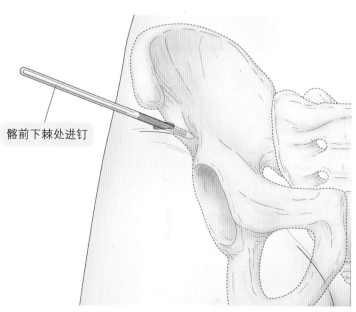

髂前下棘处进钉

图5 用"T"形手柄拧入Schanz螺钉

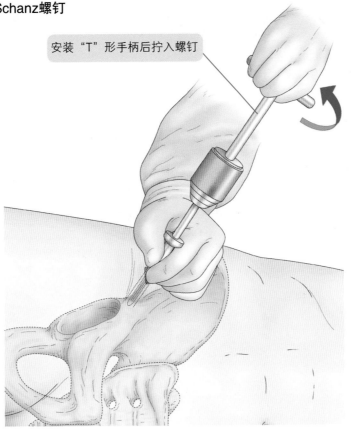

安装"T"形手柄后拧入螺钉

图5-1 高位入路时螺钉的拧入方向

用针头确认方向后
再拧入螺钉

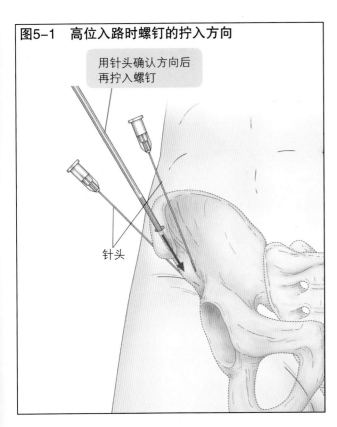

针头

图5-2 低位入路时螺钉的拧入方向

X线透视下从髂骨前部向坐
骨大切迹拧入螺钉

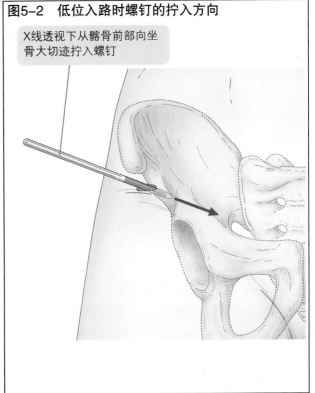

图6 股外侧皮神经走行

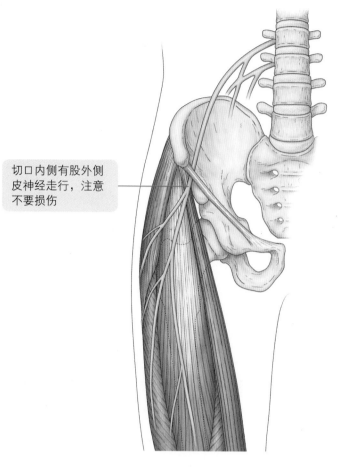

切口内侧有股外侧
皮神经走行，注意
不要损伤

3 复位

将骨折的骨盆环解剖复位。

> **手术技巧及注意事项**
>
> B1型骨折复位时注意勿钳夹耻骨联合处的尿道，复位后必须保证有尿从导尿管中排出。

4 固定

用碳纤维棒和夹钳组装成外固定架，低位入路的外固定架只需要一根碳纤维棒就能稳定骨盆（**图7a**）。如果用两根碳纤维棒头侧交叉固定（**图7b**），比较容易放置纱垫压迫止血；而两棒尾侧相交固定，会影响腹部手术操作。实际的外固定术后平片见**图7c**、**图7d**。

图7 外固定架

a.一根碳纤维棒固定（低位入路）

b.两根碳纤维棒固定（低位入路）

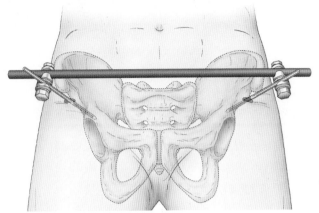
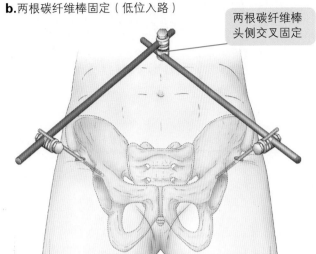

两根碳纤维棒
头侧交叉固定

c

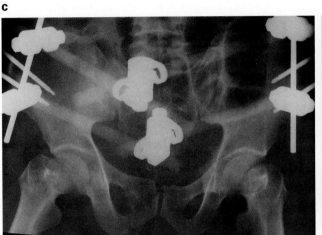

C1型骨折高位入路外固定治疗。

d

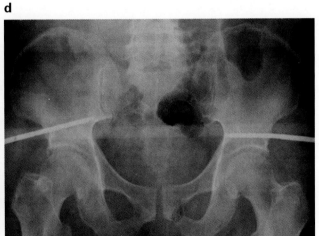

B1型骨折低位入路外固定治疗。

术后治疗

只行外固定的患者在术后4～6周开始部分负重，固定6～12周。

● 文献

［1］Pohlemann T. Pelvic ring injuries：assessment and concepts of surgical management. AO principles of fracture management, 1st ed., Ruedi TP, Murphy WM. Thieme, Stuttgart, 2000, 391–413.

［2］Rommens P M, Hessmann M H. External fixation for the injured pelvic ring. Fractures of the pelvis and acetabulum, 3rd ed., Tile M, Helfet DL, Kellam JF. Lippincott Williams & Wilkins, Philadelphia, 2003.

骨盆外伤

骶骨骨折和骶髂关节骨折伴脱位的后路手术治疗

北京医院　**纪泉　译**

福井大学医学部器官移植医学讲座骨科学讲师　**小久保安朗**
福井大学医学部器官移植医学讲座骨科学　**弥山峰史**
福井大学医学部器官移植医学讲座骨科学教授　**马场久敏**

骶骨骨折的分类

一般使用Denis分类[1]（**图1**）的较多。

Ⅰ区骨折为累及骶骨翼的骨折，未累及骶孔和骶管，或是骶结节韧带附着点的撕脱骨折；Ⅱ区骨折为累及一个或多个骶孔的骨折；Ⅲ区为骶管的骨折，横形骨折属于Ⅲ区骨折。

手术适应证

骨盆环骨折AO分类中的C型骶骨骨折和新月形骨折（crescent fracture）（**图2**）可从后路进入手术[2]，伴有新月形骨折的骶髂关节骨折伴脱位的患者往往需要从前路进入复位重建，这是因为：①由后路进入很难清楚显露骶髂关节的复位情况。②受伤后臀肌也受损，栓塞术后对臀肌造成缺血性损伤，若后方切开显露太大容易造成感染。前路进入后切除骶髂关节的软骨面再行植骨，并用骶髂钢板固定，可获得比较牢固的固定，但是骶骨骨折后从后路进入是最方便的途径。

术前再评估

◆ 神经体征的再评估

骶骨骨折中，Denis分类中各区骨折的神经损伤发生率：Ⅰ区骨折5.9%，Ⅱ区骨折28.4%，Ⅲ区骨折56%。术前要仔细检查神经体征。伴有神经压迫症状的手术方法虽然争议较多[3]，但有骨折片压迫时必须减压复位。

◆ 手术器械的再评估

骶髂螺钉固定中一般多用6.5 mm的骨松质螺钉（**图3a**）、7.3 mm的空心螺钉（**图3b**），根据骶骨的形状、骶孔的距离可制作更细直径的螺钉。螺纹超过骨折部后加压固定的长度分为16 mm和32 mm，髂骨钢板可选用强度较大固定较牢固的"M"形骶髂关节钢板（**图3c**）。

图1 Denis分类

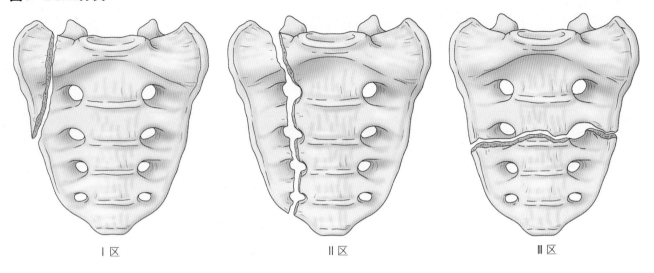

Ⅰ区　　　　　　　　　　Ⅱ区　　　　　　　　　　Ⅲ区

图2 新月形骨折（骶髂关节骨折伴脱位）

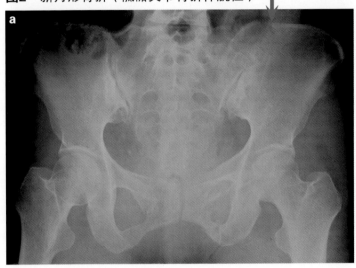

新月形骨折

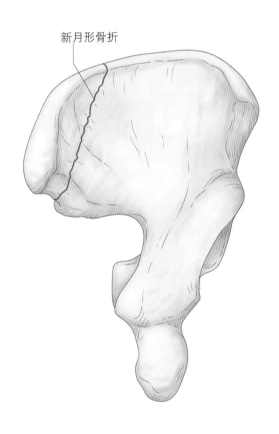

图3 手术器械

a.6.5 mm的骨松质螺钉

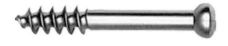

b.7.3 mm的空心螺钉

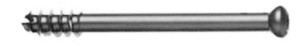

c."M"形骶髂板

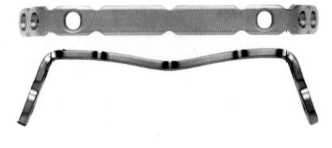

◆ **体位的再评估**

　　骶骨骨折后路手术时采用俯卧位，经皮拧入骶髂螺钉。仰卧位拧入螺钉时可用软枕将臀部垫起使手术容易操作。用髂骨钢板时采用俯卧位。

手术方法

骶髂螺钉固定

1 复位

　　经皮拧入螺钉时需要先闭合复位，纵向牵引和伤后外固定架固定时就要良好复位。

2 切口和显露

　　在髂后上棘外侧3 cm处切开皮肤3～5 cm（**图4**），经皮拧入螺钉时需要先测量套筒的深度。

　　沿着肌纤维方向切开臀大肌，显露臀后线，再向前2 cm分离一部分臀中肌（**图5**）。

图4　切口

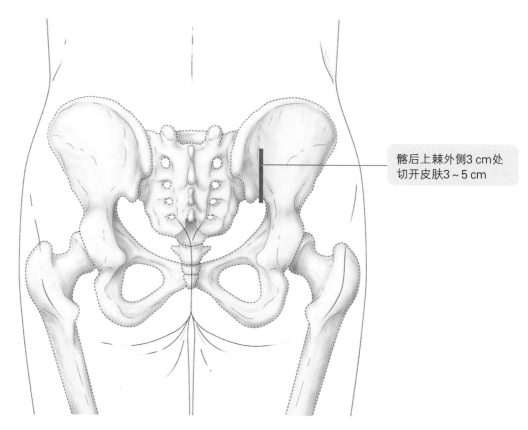

髂后上棘外侧3 cm处切开皮肤3～5 cm

图5 显露

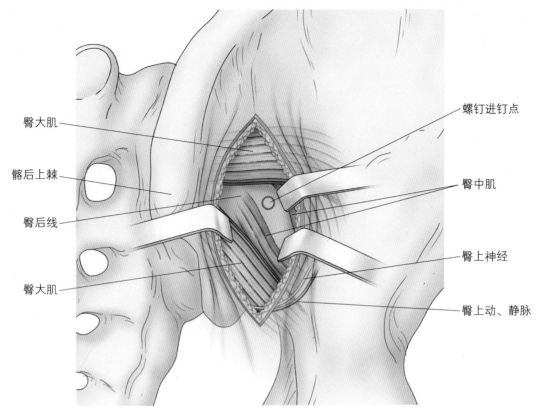

臀大肌

髂后上棘

臀后线

臀大肌

螺钉进钉点

臀中肌

臀上神经

臀上动、静脉

3 固定 难点

臀后线的前方1.5 cm中上1/3处为螺钉的进钉点（**图6**），在S1和S2椎体内插入导针，向S2拧入螺钉时必须先确认与骶孔的距离（**图7**）。

手术技巧及注意事项

（1）导针和螺钉进入时必须在X线透视下确认（**图7-1**）。通过入口位像（inlet view）确定骶骨的前后方向、通过出口位像（outlet view）确定骶骨的上下方向，选择最合适的方向拧入螺钉。

（2）Ⅱ区和Ⅲ区的骶骨骨折若用螺钉挤压过度会造成神经压迫症状，需要特别注意。

难点解析

避免导针和螺钉的进入方向错误！

导针和螺钉的进入方向一旦错误很容易损伤大血管和神经（**图8**），必须牢记术中若损伤大血管会直接导致患者死亡。一旦发生，需要迅速关闭切口，进行开腹手术修补血管，小动脉的出血可用经动脉的栓塞术挽救生命。术后发现由螺钉引起的神经损伤症状后，应取出螺钉。

骶髂螺钉固定属于微创手术，虽然观摩后就容易上手操作，但在X线透视下确认导针的方向时因腹部和骶骨的形状存在个体差异，容易确认失误导致进入方向错误。这样的报道屡见不鲜，必须深刻领会这种手术绝不是一种简单的手术。

图6 螺钉进钉点

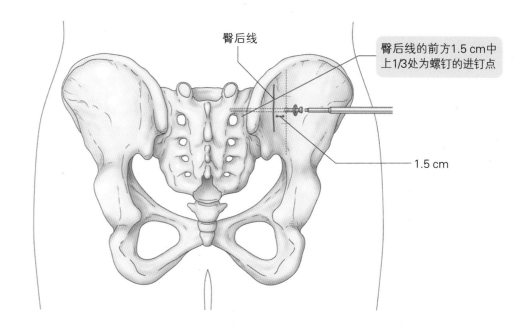

臀后线

臀后线的前方1.5 cm中
上1/3处为螺钉的进钉点

1.5 cm

图7 钻孔

a

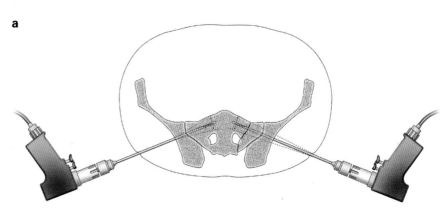

b

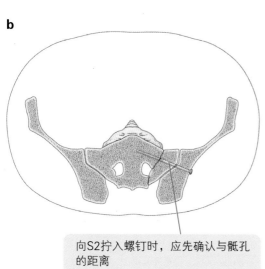

向S2拧入螺钉时，应先确认与骶孔
的距离

图7-1 X线透视下确认导针和螺钉的进入方向

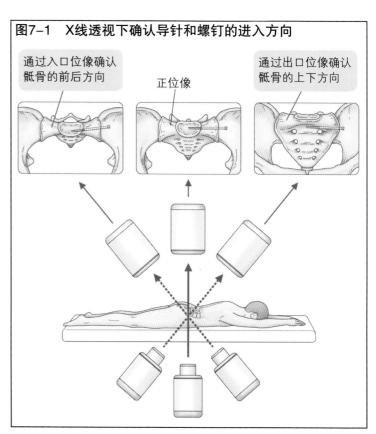

通过入口位像确认
骶骨的前后方向

正位像

通过出口位像确认
骶骨的上下方向

图8 真骨盆的解剖结构

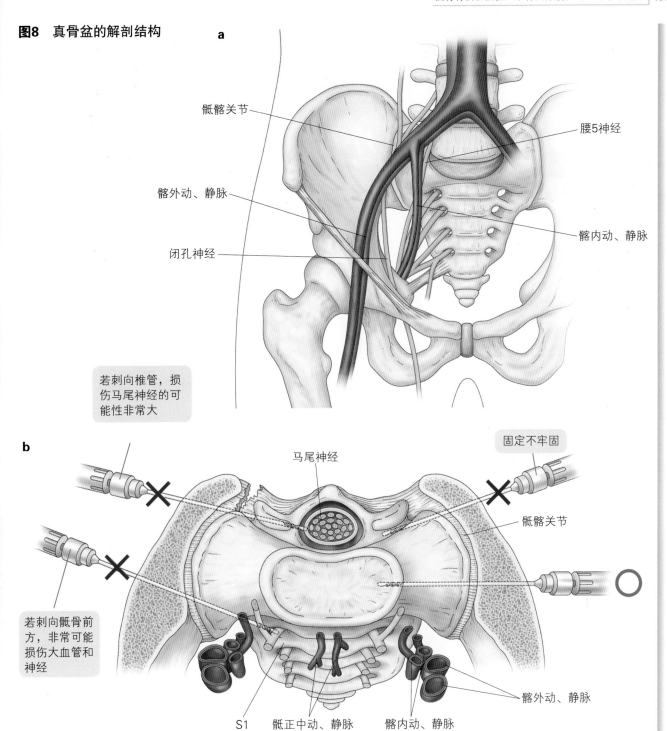

a

骶髂关节

腰5神经

髂外动、静脉

闭孔神经

髂内动、静脉

若刺向椎管，损伤马尾神经的可能性非常大

b

马尾神经

固定不牢固

骶髂关节

若刺向骶骨前方，非常可能损伤大血管和神经

髂外动、静脉

S1 骶正中动、静脉 髂内动、静脉

"M"形骶髂关节钢板固定

1 复位

与骶髂螺钉固定前一样尽可能复位。

2 切口和显露

在两侧髂后上棘处各切开长约3 cm的切口（**图9**）。

3 复位 难点

从髂后上棘外侧分离臀大肌，内侧则在骶骨后面的骶骨棘上剥离骶棘肌，用骨刀切除S1中间的骶骨棘，在髂后上棘间的肌肉层下方制作一个潜行通道（**图10**），先在其内导入纱条（**图11**），再在此隧道内插入钢板。

在髂后上棘切除1.5 cm×1.5 cm大小的骨槽为安放钢板做准备。

图9 切口

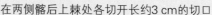

在两侧髂后上棘处各切开长约3 cm的切口

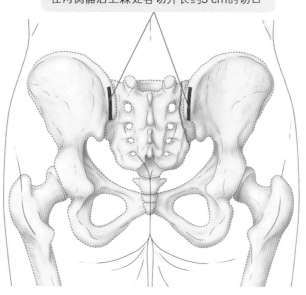

图10 在肌肉层下方制作潜行通道

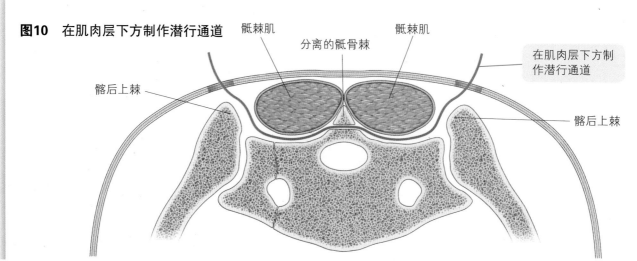

骶棘肌　　骶棘肌

分离的骶骨棘

髂后上棘

在肌肉层下方制作潜行通道

髂后上棘

图11 导入纱条

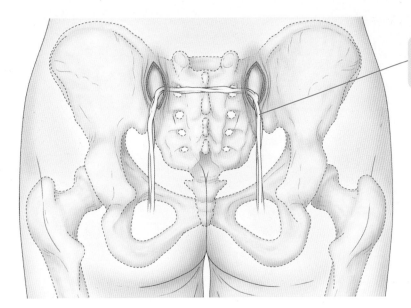

在肌肉层下方制作潜行通道并导入纱条提拉肌肉

图12 用复位钳复位、维持复位

骨盆环骨折的C型不稳定型骨折用Schanz螺钉从髂后上棘拧入作为操纵杆协助撬拨

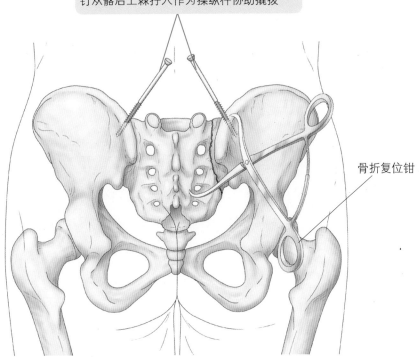

骨折复位钳

手术技巧及注意事项

（1）骨盆环骨折的C型不稳定型骨折用Schanz螺钉从髂后上棘拧入作为操纵杆协助撬拨，必要时可经皮插入复位钳维持复位（**图12**）。但从后方复位较困难，所以术前必须复位良好。需要注意Ⅱ区和Ⅲ区的骨折在复位时可能会造成新的神经压迫症状。

（2）从后路确认骶髂关节时，将切口向下延长5 cm，用手指探查到坐骨大切迹协助判断（**图13**）。

图13 从后路确认骶髂关节

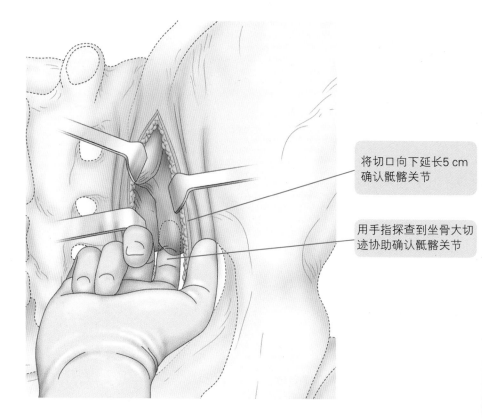

将切口向下延长5 cm
确认骶髂关节

用手指探查到坐骨大切
迹协助确认骶髂关节

4 固定

　　用纱条提拉起肌肉，在隧道内反复插入"M"形骶髂板几次（**图14**），在肌肉下安放到恰当位置后用螺钉固定到髂骨上（**图15**）。

> **手术技巧及注意事项**
>
> 　　如**图15a**那样螺钉拧到骶翼为止可以固定。如果固定强度足够，也可只固定在髂骨上。

图14 插入"M"形骶髂板

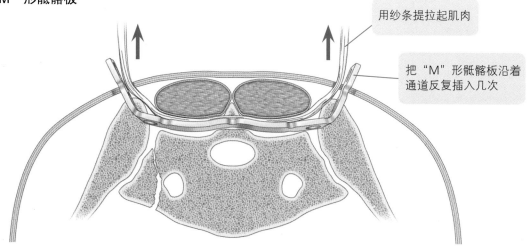

用纱条提拉起肌肉

把"M"形骶髂板沿着
通道反复插入几次

图15 螺钉固定

a

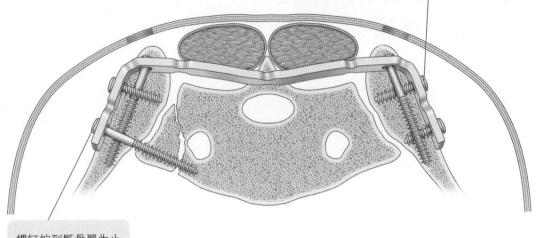

在隧道内反复插入"M"形骶髂板几次，在髂骨上拧入螺钉固定

螺钉拧到骶骨翼为止

b

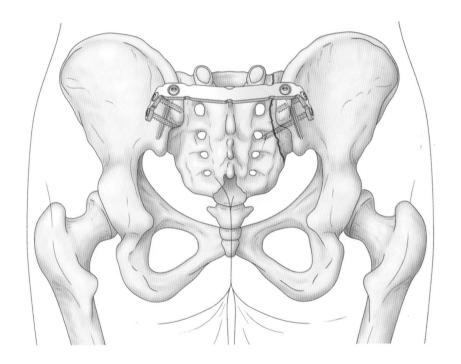

●文献

［1］Denis F, Davis S, Comfort T. Sacral fractures: An important problem. Retrospective analysis of 236 cases. Clin Orthop, 1988, 227: 67–81.

［2］Moed B R, Kellam J F, McLaren A, et al. Internal fixation for the injured pelvic ring. Fractures of the pelvis and acetabulum, 3rd ed. Tile M, Helfet DL, Kellam JF. Lippincott Williams & Wilkins, Philadelphia, 2003.

［3］Pohlemann T. Pelvic ring injuries: assessment and concepts of surgical management. AO principles of fracture management, 1st ed, Ruedi TP, Murphy WM. Thieme, Stuttgart, 2000, 391–413.

［4］白濱正博, 坂井健介, 田中邦彦, ほか. 不安定型骨盤輪骨折に対するプレートを用いた観血的治療法. 整・災外, 2004, 47: 91–97.

骨盆外伤

骨盆环骨折的前路手术——
耻骨联合和骶髂关节的前路固定

北京医院　**纪泉**　译

富山市立富山市民医院关节重建外科部长　**泽口　毅**

骨折特点

　　骨盆环骨折常由交通事故或高空坠落等高能量损伤所致，受伤初期最紧急的治疗主要是处理出血，挽救患者生命，生命体征稳定之后再重建骨盆环。

　　骨盆环由前方的耻骨联合和后面的骶髂关节及之间的韧带（髂腰韧带、骶髂前韧带、骶髂后韧带、骶结节韧带、骶棘韧带）紧密连接，特别是后方的韧带复合体结构非常强韧，为骨盆环提供非常稳定的力量，所以一旦损伤这些结构就会造成骨盆环的不稳定。

骨折分类

　　通常使用的AO分类是以骨盆环的稳定性为基础进行分类的[2]（**表1、图1**），骨盆环骨折一般是由前后方向的应力、侧方应力及垂直剪切应力所致。前后方向的应力会导致耻骨联合分开，骶髂前韧带断裂，骶髂关节前方分开，髂骨发生外旋（AO分类B1型：开书样骨折），未累及其他韧带。侧方应力会导致耻骨骨折，患侧髂骨内旋，常伴有骶骨翼的压缩骨折，一般不累及后方韧带复合体。这两种骨折都伴有旋转不稳定而无垂直方向的不稳定（部分骨折属于不稳定型）。垂直剪切型骨折可导致前方的耻骨联合或耻骨骨折，可伴有后方髂骨骨折、骶髂关节脱位或骶骨垂直骨折，半侧骨盆向头侧旋转。垂直剪切应力造成的骨折、骨盆后环的韧带复合体结构损伤，既有旋转不稳定也有垂直不稳定（完全不稳定型骨折）。

手术适应证

　　治疗骨盆后环的骨折（AO分类C型）伴有后方明显移位（一般大于1 cm）时，为获得骨盆环的稳定性，骨盆后方结构需要内固定手术治疗[3、4]。骨盆后方结构的固定有多种形式，髂骨骨折可用钢板固定，骶髂关节脱位可用前路钢板或骶髂螺钉固定，一侧骶骨骨折可用骶髂螺钉固定，两侧骨折可用后路钢板固定。

　　骨盆前环的骨折中耻骨联合分离（AO分类B1型）可单用钢板固定，若后环也伴有骨折（AO分类C型）则常需要联合应用后环固定。

本章主要讲述骨盆前路的固定方法，耻骨联合和骶髂关节的钢板固定方法[6, 7]。

治疗骨盆环骨折前路手术的优点：①患者可取仰卧位，伴有多发骨折时可一个体位完成。②耻骨联合和骶髂关节的复位固定可在直视下完成。③骶髂关节的前方钢板固定是由髂骨外侧向骶骨内拧入骶髂螺钉，属于比较牢固的固定。④骶髂关节植骨后获得骨性融合，疼痛的发生率较低等。

表1 骨盆环骨折的AO分类

类型		类型	
A	稳定型骨折，后环正常	C	不稳定型骨折，后环完全破坏（旋转和垂直向不稳定），垂直剪切型（vertical shear）
A1	撕脱骨折		
A2	髂骨翼骨折，无移位的骨盆骨折	C1	一侧后环完全骨折
A3	骶骨和尾骨的横形骨折	C1.1	后环骨折：髂骨
B	部分稳定型骨折，后环不完全损伤（旋转不稳定，垂直方向稳定）	C1.2	后环骨折：骶髂关节
		C1.3	后环骨折：骶骨
B1	一侧骨折，外旋，开书样骨折	C2	一侧后环完全骨折，对侧不完全骨折
B2	一侧骨折，内旋，侧方挤压型（lateral compression）	C3	两侧后环完全骨折
B3	两侧骨折		

图1 骨盆环骨折的AO分类

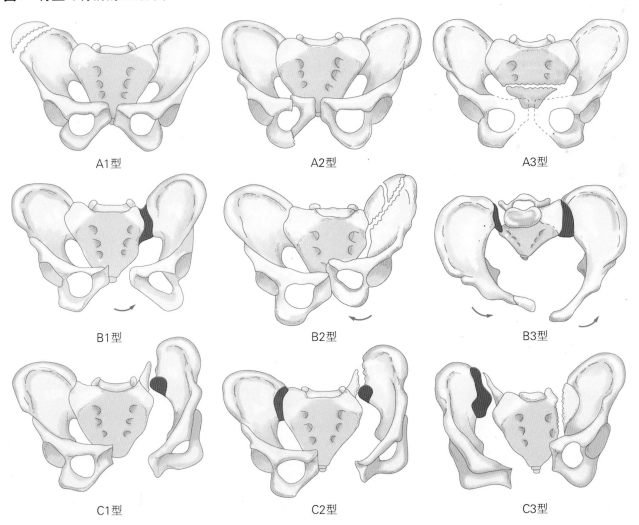

A1型　　　　　A2型　　　　　A3型

B1型　　　　　B2型　　　　　B3型

C1型　　　　　C2型　　　　　C3型

保守治疗

移位较小的骨折绝对卧床2~3周也可取得较好的疗效，AO分类的B型和C型骨折若全身情况较差手术风险性大时应至少使用外固定架稳定骨折，垂直方向移位的骨折需要通过下肢轴向牵引复位。

术前再评估

◆ 全身状况的再评估

骨盆骨折多伴有多发伤，术前一定要反复查体，检查全身情况。伴有深静脉血栓的患者也不在少数，需要进行血管的检查。

◆ 术前复位的再评估

AO分类的C型骨折术前尽可能将损伤一侧骨盆的上方向头侧的移位复位，初期治疗用外固定架，同时下肢轴向牵引（5~12 kg）。

◆ 术前计划的再评估

根据影像学资料评估骨折情况，预先将固定方法用画图表示。

◆ 手术器械的再评估

准备好手术中需要的钢板、螺钉和各种型号的钳子等工具，术中需要大力牵引时需要备好马蹄形牵引工具。

◆ 麻醉和体位的再评估

一般采用全身麻醉，患者取仰卧位手术。术中需要X线透视确认螺钉进钉方向，所以术前要保证摆放的体位不影响术中的X线透视检查。一般采用留置导尿管排空膀胱。

手术概要

1 消毒和体位 _____

◆ 耻骨联合　　　　　　　　　　　　　　◆ 骶髂关节

2 切口和深部显露 _____　　**2** 切口和深部显露 _____

3 复位 _____　　**3** 复位 _____

4 内固定 _____　　**4** 内固定 _____

　　　　　　　　　　　　　　　　　　5 冲洗，关闭切口 _____

典型病例图像（AO分类C1、C2型）

【病例】 适合手术（术前）

16岁，男性患者，交通事故伤。
ⓐ左侧骶髂关节脱位和耻骨联合移位。
ⓑ左侧骶髂关节移位（矢状位）。

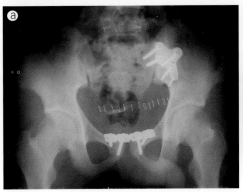
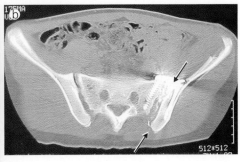

手术方法

1 消毒和体位

　　患者下肢消毒后用无菌单覆盖，要保证下肢在术中可自由移动。骶髂关节显露时需要在膝关节下方垫入枕头屈曲髋关节（**图2**）。

手术技巧及注意事项

　　髋关节屈曲后可松弛髂腰肌，使向骶髂关节内侧的显露容易进行。

图2　体位

在膝关节下方垫入枕头屈曲髋关节，以便于手术

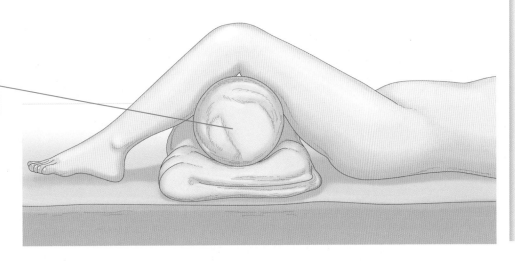

耻骨联合

2 切口和深部显露

用Phannenstiel入路，在耻骨联合上方约两横指处避开阴毛横行切开约四横指的长度（**图3**），然后纵行切开两侧腹直肌的白线，向左右侧分离腹直肌后用拉钩牵开。腹直肌一般附着在耻骨结节处，不需要切断。耻骨联合分离的骨折中一侧腹直肌受损发生止点分离的并不少见，清除血肿后在耻骨联合后方插入压肠板保护膀胱（**图4**）。

3 复位

助手从左右两侧加压复位，复位完成后在耻骨结节处用复位钳维持复位（**图5**）。

4 内固定

固定器械使用AO的骨盆重建钢板（AO pelvic reconstruction plate, Synthes公司制造）（**图6**）。将钢板贴于耻骨联合上方，用3.5 mm的5～6孔螺钉钢板或4孔4.5 mm钢板，螺钉拧入时在耻骨联合后面用手指保护，平行于手指打孔拧入螺钉（**图7**）。

> **手术技巧及注意事项**
>
> 靠近耻骨联合的螺钉需要稍稍偏向外侧，外侧的螺钉要稍稍偏向内侧，这样可获得更牢固的固定。

图3 切口

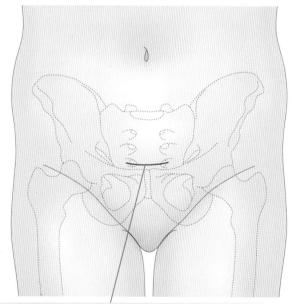

在耻骨联合上方约两横指处避开阴毛横行切开约四横指的长度

图4 分离腹直肌

分离的腹直肌

保护膀胱的压肠板

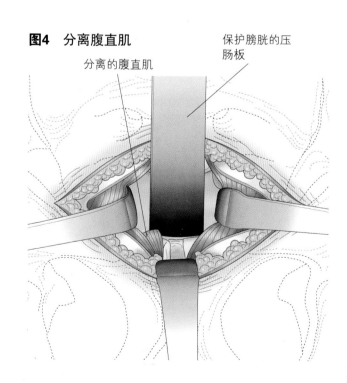

图5 耻骨联合骨折的复位

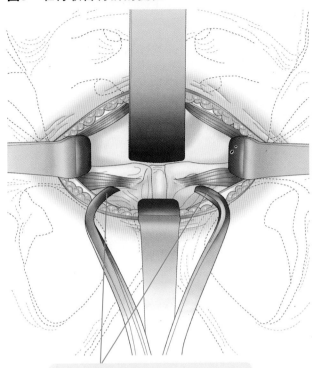

用复位钳夹住耻骨结节加压进行复位

图6 耻骨联合的钢板固定

腹直肌

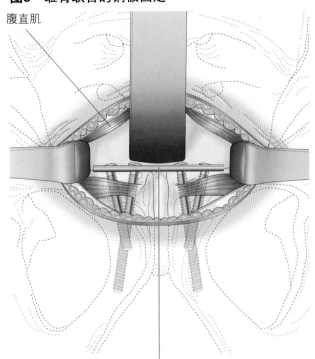

将骨盆重建钢板置于耻骨联合的上面

图7 耻骨结节处的钻孔方向（侧面观）

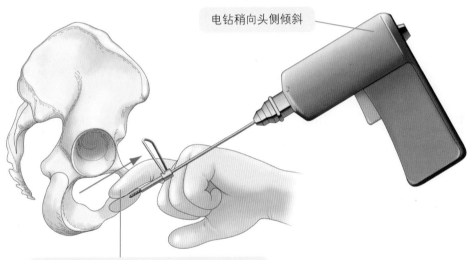

电钻稍向头侧倾斜

把手指贴在耻骨联合后面，钻头与之平行

难点解析

避免膀胱损伤!

导向器朝向后方，若膀胱充盈容易受损，为避免膀胱损伤需要术前留置导尿管保持膀胱空虚，术中用压肠板保护膀胱。钻孔时用手指贴在耻骨联合后面保护并确认进钉方向。

2 切口和深部显露

　　沿着髂骨翼切开皮肤，在髂骨内侧板将髂肌从骨膜上剥离，显露髂窝，到达骶髂关节的前方（**图8、图9**）。将骶髂关节的骶髂前韧带剥离并显露髂骨翼的内侧。

难点解析

出血！

　　在切口和髂窝的髂肌下方提前用含肾上腺素的生理盐水注射浸润，骶髂关节约一横指的前方有来自髂腰动脉分支的髂骨营养血管进入骨组织，需要止血操作。髂骨的出血可使用骨蜡止血，小的出血点难以止住时可用含稀释肾上腺素20万倍的生理盐水纱布填塞止血。

手术技巧及注意事项

　　骶髂关节的前方内侧有L5神经，此处髂总动脉分为髂内和髂外动脉，为避免神经、血管的损伤需要在骨膜下剥离。骶髂关节钢板固定时可利用的骶骨翼非常窄，过度向内侧分离显露会损伤L5神经。为避免这些意外，显露髂骨翼时切口可多切开1.5 cm，使牵引软组织时比较松弛。

图8 显露骶髂关节时的切口

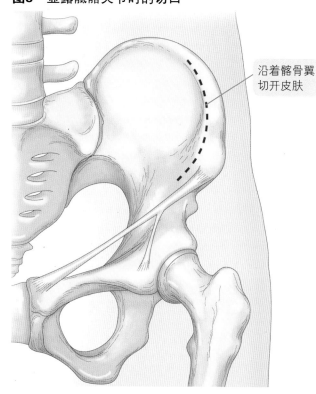

沿着髂骨翼切开皮肤

图9 骶髂关节的显露

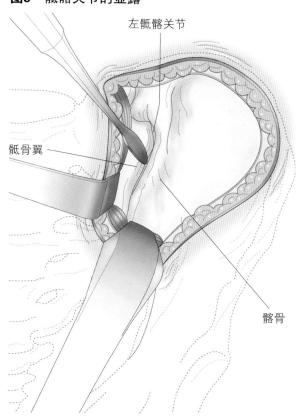

左骶髂关节

骶骨翼

髂骨

3 复位

术中复位时将髂骨翼向下方按压复位，往髂骨翼和骶髂关节的髂骨侧拧入 Schanz螺钉加压后也会进一步复位骨折（**图10**），同时合用下肢轴向牵引复位会更加容易，牵引带包绕助手的腰部轴向牵引下肢可提供较强的牵引力度（**图11**）。

复位后为使骶髂关节获得骨性愈合，用骨刀去除骶髂关节的软骨（**图12**），在骶髂关节的裂隙中植入取自髂骨内板的自体骨粒。

> **手术技巧及注意事项**
>
> 术前尽可能获得稳定复位，初期治疗除用外固定架外，还需要合用下肢轴向牵引。

图10 骶髂关节的复位

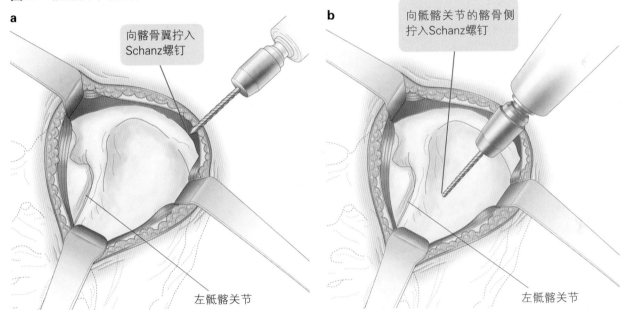

a 向髂骨翼拧入 Schanz螺钉

左骶髂关节

b 向骶髂关节的髂骨侧 拧入Schanz螺钉

左骶髂关节

图11 牵引复位骶髂关节

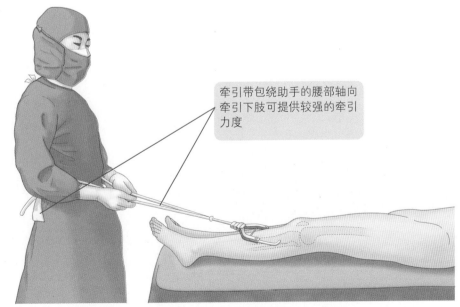

牵引带包绕助手的腰部轴向 牵引下肢可提供较强的牵引 力度

图12　去除骶髂关节软骨

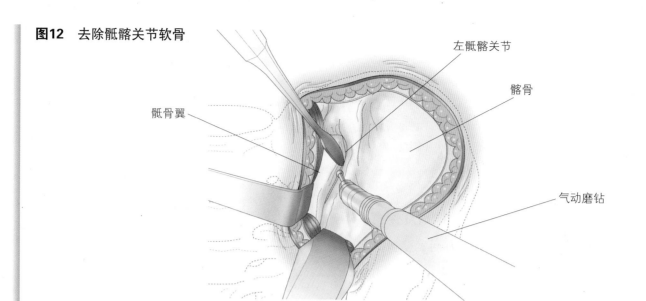

左骶髂关节

髂骨

骶骨翼

气动磨钻

图13　用骶髂关节钢板内固定

a

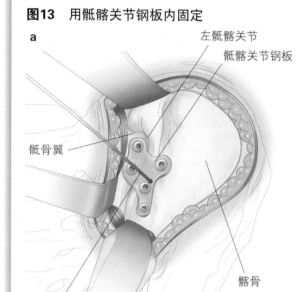

左骶髂关节
骶髂关节钢板

骶骨翼

髂骨

克氏针临时固定

b

骶髂关节钢板

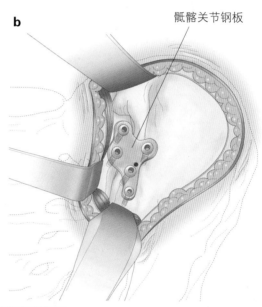

图13-1　螺钉的拧入方向

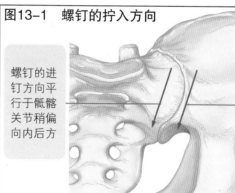

螺钉的进钉方向平行于骶髂关节稍偏向内后方

髂骨侧的螺钉进钉方向也平行于骶髂关节稍偏向内后方

4 内固定

　　使用骶髂关节钢板固定，确认钢板形状是否合适，必要时预弯塑形。在钢板的临时孔上插入克氏针临时维持钢板的位置，先把骶骨侧螺钉平行于骶髂关节在内侧稍偏向后方骨量丰富部分拧入固定，之后髂骨侧的螺钉平行于骶髂关节稍稍偏内后方拧入固定（**图13**、**图13-1**）。螺钉直径为4.5 mm。

难点解析

避免螺钉方向错误!

　　骶骨侧螺钉拧入时若方向错误会进入骶骨孔和椎管，髂骨侧的螺钉会损伤坐骨切迹处的坐骨神经和臀上动脉。为避免损伤血管和神经，需要非常熟悉此处的局部解剖，在螺钉孔处插入克氏针，X线透视确认方向后方可拧入螺钉。钻孔时使用套筒保护，避免软组织卷入也非常重要。

5 冲洗，关闭切口

　　充分冲洗切口后，耻骨联合后方和髂窝处放置引流管，前方将腹直肌的止点重建到耻骨联合处，缝合左右侧的腹直肌后逐层关闭切口。后方将髂肌缝合至髂嵴关闭切口。

典型病例图像

【病例】 适合手术（术后）

ⓐ取仰卧位，用钢板固定耻骨联合、骶髂关节。
ⓑ骶髂关节钢板上朝向后方固定髂骨和骶骨的螺钉的方向。
ⓒ术后1年骶髂关节骨性愈合，取出固定耻骨联合的钢板。

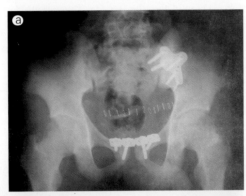

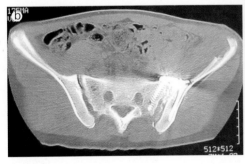

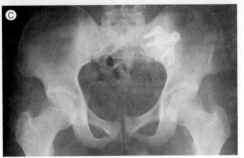

术后并发症及处理

◆ 耻骨联合固定钢板松动和断裂

　　正常骨盆活动时存在微动，固定耻骨联合的钢板在术后几个月后发生松动或断裂的情况并不少见，这种情况需要术前向患者充分说明，有症状时需要取出钢板。

◆ 骶髂关节固定的影响

　　骶髂关节植骨后获得骨性愈合后会限制正常的骶髂关节活动，特别是年轻女性将来生产时取截石位有困难可能需要剖宫生产，这一点也需要向患者说明，并告知患者妊娠后向妇产科医生说明骨盆固定的情况。

术后治疗

单纯耻骨联合骨折时只用耻骨联合固定就可获得较好的稳定性，术后患者根据疼痛情况决定起坐范围或下床走路。不必限制负重。

骶髂关节脱位固定术后次日可坐起，几日后可开始足部触地免负重下床活动，术后2周部分负重，术后6周全负重活动。

●文献

［1］Tile M. Anatomy of the pelvic ring. Fractures of the pelvis and acetabulum. 3rd ed, Tile M, Helfet D, Kellam J , eds, Lippincott Williams & Wilkins, Philadelphia, 2003, 12–21.

［2］Tile M. Pelvis. Manual of internal fixation, 3rd ed. Müler M E, et al. Springer Verlag, 1991, 485–500.

［3］澤口　毅, ほか. 骨盤骨折に対する創外固定の適応と限界. 日本創外固定研会誌, 1994, 5：57–61.

［4］Tile M. Pelvic ring fractures：Should they be fixed? J Bone Joint Surg, 1988, 70–B：1–12.

［5］Tile M. Pelvic ring Internal fixation.Fractures of the pelvis and acetabulum, 3rd ed, Tile M, Helfet D, Kellam J. Lippincott Williams & Wilkins, Philadelphia, 2003.

［6］澤口　毅. 仙腸関節部損傷と固定術. 関節外科, 1999, 18：54–61.

［7］澤口　毅. 仙腸関節損傷に対するプレート固定法. 骨折, 2003, 25：416–419.

骨盆外伤

髋臼骨折的前后路联合手术

北京医院　**纪泉**　译

国立医疗机构冈山医疗中心骨科医长　**佐藤　徹**
国立医疗机构冈山医疗中心骨科　**盐田直史**

髋臼骨折的前路手术是通过髂腹股沟入路（ilioinguinal approach），后路手术是通过Kocher-Langenbeck入路手术，与同时显露双柱的扩展的髂股骨入路（extended iliofemoral approach）不同。除了由损伤部位确定手术入路外，累及双柱的骨折可选择从前后路联合手术。本章内容主要包括前后联合入路手术的适应证、后路手术的适应证及方法，特别是对后路Kocher-Langenbeck手术的方法做了深入阐述。

手术适应证

前后路联合手术的适应证是骨折线同时累及到前柱和后柱，即Judet-Letournel分类的双柱骨折，前方伴后方半横断骨折、"T"形骨折是手术的绝对适应证。移位较大的横断骨折在前柱或后柱骨折复位后仍有移位时也可手术。单纯后路手术的适应证是后壁骨折、后柱骨折、后柱伴后壁骨折和横断骨折。

术前诊断

单纯X线片包括骨盆正位片、45°斜位片（髂骨斜位片及闭孔斜位片），后壁骨折片的移位程度、骨折片的大小、后柱的移位等大部分骨折信息都可从单纯X线片上获得。

CT扫描可判断有无关节内骨折、骨折片的大小和移位方向、股骨头的移位和关节面塌陷骨折等，其中关节面塌陷等髋臼边缘压缩骨折是由股骨头脱位时撞击髋臼边缘造成的，若不处理会造成关节面的失匹配，所以必须加以治疗（**图1**）。诊断必须依赖于CT扫描，可帮助正确判断骨折片的移位程度、关节内骨折片的数量等。3D-CT可立体观察骨折情况，对制订手术计划有帮助，还可在图像上用软件去掉股骨头观察髋臼底部的情况（**图2**）。

图1 确诊

CT扫描可确诊关节面塌陷骨折。

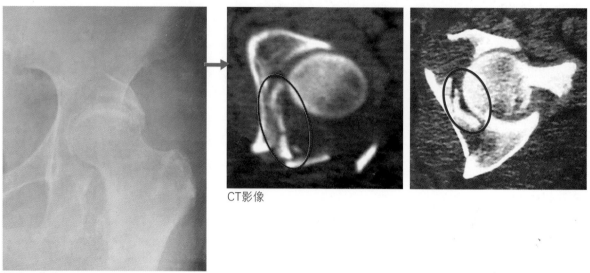

CT影像

骨盆正位片

图2 CT扫描对髋臼骨折的诊断

a.扫描后三维重建影像，有利于判断准确的移位程度。

b.影像上去除股骨头后可观察髋臼的情况。

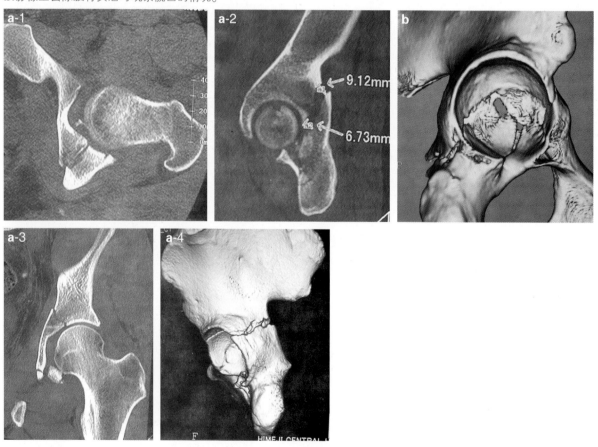

术前再评估

　　手术时间一般都比较长，术中出血和出现并发症的可能性比较大，需要采用全身
麻醉。

　　前后路联合手术时先取仰卧位以髂腹股沟入路进入，从骶髂关节处开始复位

拼合骨折片，复位骨盆前柱、前壁和内侧部的四边体的骨折片。若能从前路复位后柱骨折片并拧入螺钉固定就不需要再后路切开[2, 3]。但多数情况下后柱和后壁骨折片的复位都需要后路切开。

　　后路手术采用俯卧位或侧卧位，手术的体位主要根据患者骨折的情况决定，各种体位都有优缺点。

◆ 俯卧位
- 股骨头被压在前方，后壁的复位较为容易。
- 大腿可向外探出利用大腿自重牵引容易使后柱骨折片复位。
- 膝关节屈曲，避免坐骨神经张力过高。
- 钢板固定面是水平的，容易固定。
- 合并股骨头损伤和关节内损伤时需要股骨头临时脱位，此体位操作下比较困难。

◆ 侧卧位
- 此体位与股骨头置换术相同。
- 需要股骨头临时脱位时，关节内旋、屈曲操作方便容易。

手术概要

1 切口 ————————

2 显露 　难点

3 复位 ————————

4 内固定 　难点

典型病例图像

【病例1】 **适合手术（术前）**

前路复位固定手术在前几章已详述，本章只讲述后路的手术方法。前柱骨折片若能从后路复位固定可只用单纯后路手术，若前柱的上内侧移位从后路难以复位则需要联合前路手术。

ⓐ交通事故伤，股骨头后脱位。

ⓑ直接复位后再次摄X线片发现髂耻线（iliopectineal line）和髂坐线（ilioischial line）仍存在不连续，后壁骨折有移位，髂骨翼和闭孔未见骨折线，属Judet-Letournel分类中的横断伴后壁骨折。

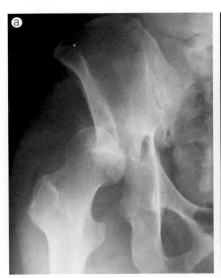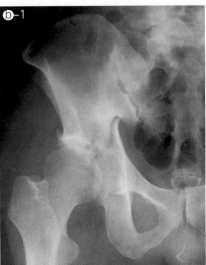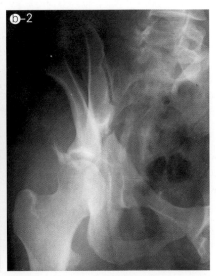

【病例2】 适合手术（术前）

54岁，男性患者，驾车时的仪表盘损伤造成左髋关节骨折脱位，直接复位后再摄片发现后柱后壁骨折，关节骨折线裂隙减少。

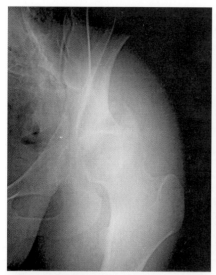 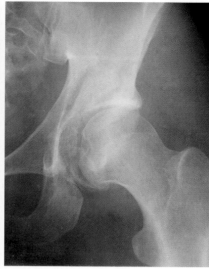 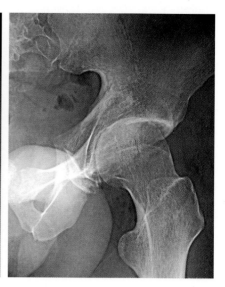

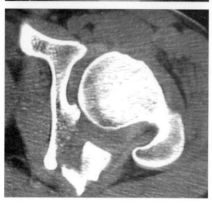

【病例3】 适合手术（术前）

80岁，男性患者。

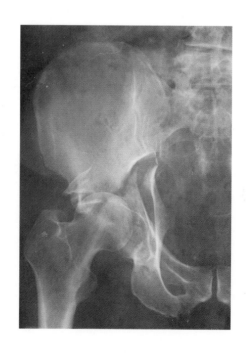

手术方法

1 切口

从髂后上棘远端5 cm开始经大粗隆向下沿着股骨干长弧形切开（Kocher-Langenbeck入路），若骨折线更靠上端可向上延长切口（**图3**）。

2 显露 难点

◆ 切开臀大肌

沿着臀大肌纤维方向钝性切开，需要扩大时可切断部分肌纤维，在近端切断臀大肌时可能损伤臀上神经和臀上动、静脉，造成出血和术后肌肉无力，需要特别注意（**图4**）。

◆ 用骨撬拉开臀中肌（包括大粗隆）

把Hohman骨撬插入髂骨翼下方将臀中肌拉向前方（**图5**）。多数情况下没必要行大粗隆截骨，若骨折线在近端，需要更大范围的显露，股骨头骨折复位

图3 Kocher–Langenbeck入路及重要解剖结构

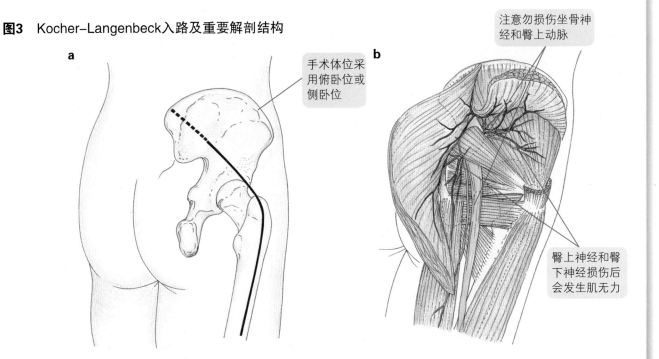

a

手术体位采用俯卧位或侧卧位

b

注意勿损伤坐骨神经和臀上动脉

臀上神经和臀下神经损伤后会发生肌无力

图4 处理臀大肌

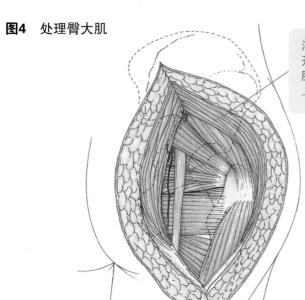

沿着肌纤维方向钝性切开，必要时切断一部分肌纤维，注意勿损伤臀上神经和臀上动、静脉

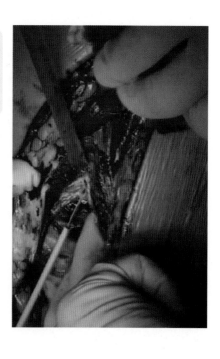

图5 拉开臀中肌

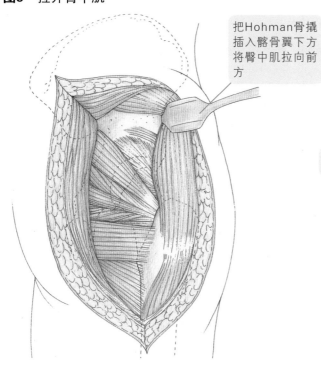

把Hohman骨撬插入髂骨翼下方将臀中肌拉向前方

图6 大粗隆翻转截骨

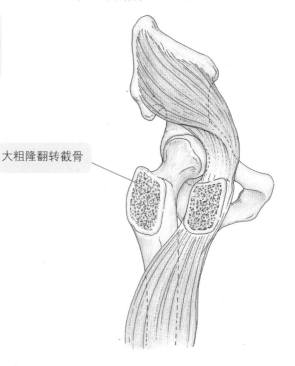

大粗隆翻转截骨

或髋关节腔内骨折片复位等需要股骨头临时脱位时可行大粗隆截骨。

　　大粗隆截骨的方法有两种。一种是将臀中肌和骨折片一起向上端翻转，另一种是把臀中肌和阔筋膜张肌一起拉向前方行大粗隆翻转截骨（trochanteric flip osteotomy）（**图6**）。大粗隆翻转截骨的优点是大粗隆的上、下两侧软组织附着处仍在，重建后比较牢固。截骨不可过厚，若包含关节囊，截骨会损伤股骨头的血运。

手术技巧及注意事项

　　实际上需要大粗隆截骨的病例非常少，若未制订详细的术前计划而在术中贸然行大粗隆截骨常会适得其反。

◆ 股外旋肌群的处理

从股骨上剥离股外旋肌群（**图7**）时需要保护远端的股方肌，剥离若超过此处很可能损伤旋股内侧动脉。将梨状肌向内侧翻转，保护好坐骨神经。将包括梨状肌在内的股外旋肌群用丝线牵引标记，以利于重建。用电刀分离股外旋肌群需要注意术后可能发生异位骨化，泽口等[2]已有报道。

◆ 显露骨折部（**图8**）

此时需要确认关节囊和后壁的骨折，显露时需要注意避免骨折片的再移位。从骨折处观察关节内的情况，不可再切开关节囊和盂唇。向上方和内侧钝性分离，在坐骨大切迹附近注意勿损伤臀上动脉，一旦损伤臀上动脉会导致大出血，多数情况下臀上动脉从坐骨大切迹进入到深部非常难以结扎止血。明确出血点后用电凝止血，无效的话需用纱布压迫30分钟以上。寻找出血点时不可在大血管周围过度分离，避免加重出血。用手指分离坐骨大切迹，插入Hohman骨撬保护血管、神经，显露内侧组织。向下方分离时，在坐骨小切迹处也用Hohman骨撬插入，直至内侧显露完毕。

上端用2～3枚2.4 mm克氏针插入骨组织，90°弯曲后固定到手术无菌单上协助拉开软组织。

下端需要注意坐骨神经，显露范围从髂骨到坐骨。

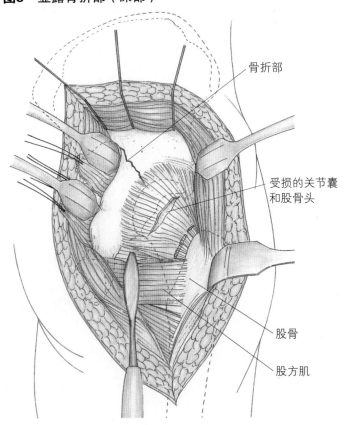

图7 剥离股外旋肌群　　　**图8** 显露骨折部（深部）

骨折部

受损的关节囊和股骨头

股骨

股方肌

3 复位

股骨头脱位后牵引股骨复位时在大粗隆部向股骨头拧入一枚Schanz螺钉有助于复位（**图9a**）。用骨盆专用复位钳复位后柱的骨折（**图9b**），移位的各个骨折片可用3.5~4.5 mm的螺钉固定，再用骨盆专用复位钳维持固定（**图9c**）。

固定后壁骨折片需要用球钉顶棒（ball and spike pusher）将骨折片向股骨头内用力挤压。

髋臼边缘压缩骨折需要复位塌陷的关节面，在软骨下骨缺损处植入自体骨（**图10**）。

4 内固定 难点

内固定器械主要是3.5 mm的重建钛板，只用螺钉固定骨折片容易再移位，多数情况下无法获得较好的把持力。克氏针虽可临时固定但同样无坚强的把持力，容易游走入骨盆腔，所以禁止使用。根据髋臼关节面决定钛板的长度和螺钉固定方向。固定后柱骨折片时把钛板稍稍偏向内侧放置，固定后壁骨折片时钛板要稍稍偏向外侧放置（【**病例2**】）。一般选6~10孔钛板，下方螺钉朝向坐骨结节固定可获得较好的把持力。固定后壁骨折时需要预弯钛板进行桥接固定（**图11**）。

后壁骨折片较小时可用1/3管型钢板作为弹簧钢板（spring hook plate）使用[4-6]（**图12**）。

图9 复位骨折

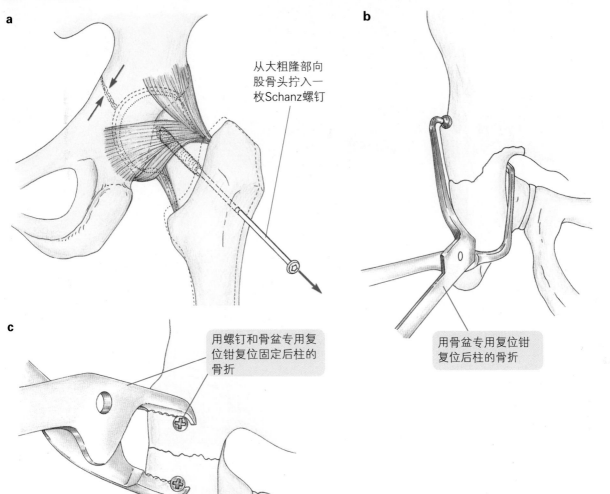

a

从大粗隆部向股骨头拧入一枚Schanz螺钉

b

用骨盆专用复位钳复位后柱的骨折

c

用螺钉和骨盆专用复位钳复位固定后柱的骨折

图10 复位骨折

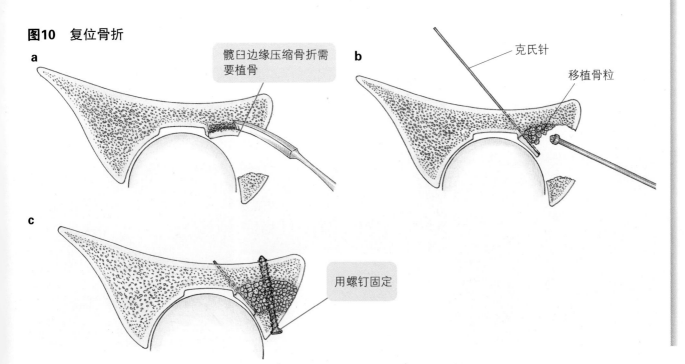

a

髋臼边缘压缩骨折需要植骨

b

克氏针

移植骨粒

c

用螺钉固定

图11 骨折的内固定

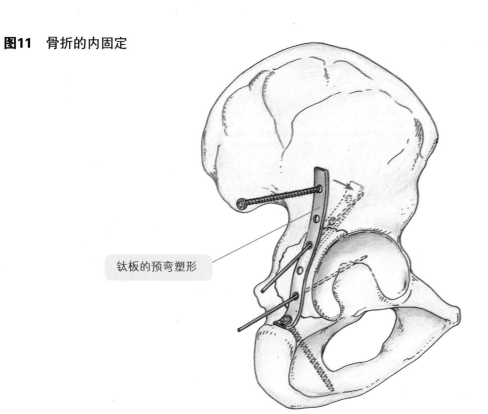

钛板的预弯塑形

图12 用弹簧钢板处理小块后壁骨折
a.1/3管型钢板的尖端做成叉子状压住固定骨折片。
b.双柱骨折患者用弹簧钢板（箭头所示）处理后壁骨折片。

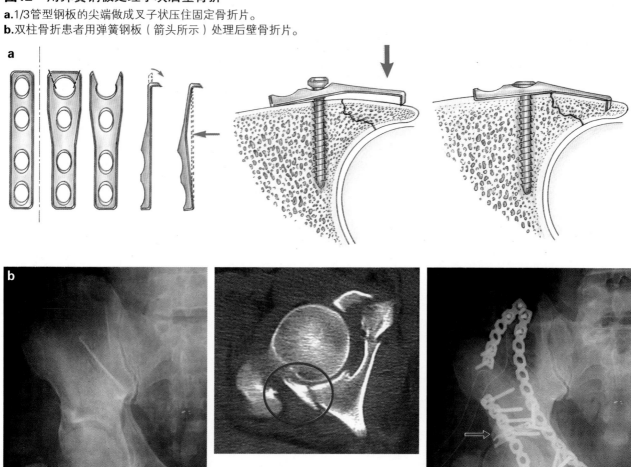

典型病例图像

【病例2】 适合手术（术后）

ⓐ前后位片。
ⓑ闭孔斜位片（obturator oblique view）。

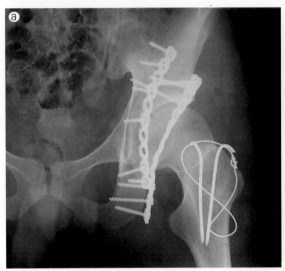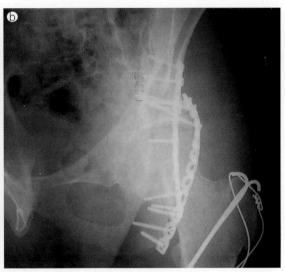

【病例3】 适合手术（术后）

"T"形伴后壁骨折，髂腹股沟入路联合
Kocher-Langenbeck入路切开复位内固定。

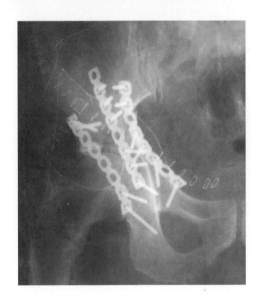

术后并发症及处理

　　关节面复位不良、骨折复位不稳定时容易发生早期脱位和关节炎，尤其是髋臼边缘压缩骨折患者，需要在术前即制订详细的治疗计划。创伤性股骨头坏死和坐骨神经麻痹多发生于骨折伴后脱位病例，需要早期进行神经探查松解。利用MRI早期诊断股骨头缺血性坏死后患肢避免负重或部分负重活动。综合坏死范围和患者年龄，可选择全髋关节置换术或截骨术。异位骨化容易发生在股骨头、脊柱损伤和股骨干骨折的患者，若影响髋关节的活动范围可在异位骨化完成后手术切除。一般不需要放射性治疗。文献中报道使用吲哚美辛可有效预防异位骨化，也有使用双磷酸盐可抑制其增大的报道，但效果仍不确切。

术后感染需要紧急清创，一旦感染扩散至髋关节会迅速破坏关节。

术后治疗

术后1～2日开始用CPM被动活动髋关节，1周后可坐起。固定牢固时可在术后3～4周足尖触地部分负重行走，10～12周可全负重行走。

●文献

［1］Judet R, et al. Fractures of the acetabulum. Classification and surgical approaches for open reduction. J Bone Joint Surg, 1961, 43-A：30-59.

［2］澤口　毅, ほか. 寛骨臼複合骨折に対する非拡大単独アプローチによる内固定. 骨折, 2005, 27：63-67.

［3］佐藤　徹, ほか. 寛骨臼複合骨折に対するアプローチ別治療成績と問題点. 骨折, 2006, 28：103-107.

［4］Mears D C, Gordon R G. Internal fixation of acetabular fractures. Technique in Orthop, 4(4), Lippincott Williams & Wilkins, Philadelphia, 1990, 36-51.

［5］澤口　毅. 寛骨臼骨折の手術的整復・固定法. 骨折, 1993, 15：223-228.

［6］澤口　毅. 寛骨臼骨折：骨盤と股関節の外傷. 最新整形外科学体系, 16巻, 骨盤・股関節, 中山書店, 2006, 348-359.

［7］白濱正博. 股関節脱臼, 股関節脱臼骨折：骨盤と股関節の外傷. 最新整形外科学体系, 16巻, 骨盤・股関節, 中山書店, 2006, 360-368.